JN001435

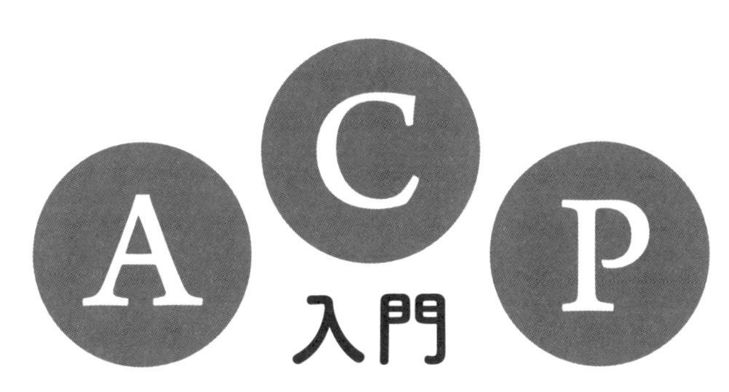

人生会議の始め方ガイド

西川満則・大城京子 著

はじめに

この本を手に取ってくれた皆さん、ありがとうございます。

きっとあなたは、医療介護現場で働いていて、「アドバンス・ケア・プランニング（ACP、人生会議）をそろそろ始めなくては……」と思っているのではないでしょうか。しかし、ACPに関しては、その倫理など概念を学ぶ書籍は複数あるものの、どう実践していいのかが分かる書籍がなかなか見つからないと思われていませんか？

本書は、まさにそのような方に向けて書いたものです。この本を読めば、ACPの実際がよく分かり、誰でも今日からACPを実践できるようになります。そして、ACPを実践する上で大切なのは、いわゆる倫理に関する知識ではなく、患者・利用者さんとの対話であり、患者・利用者さんがポロッ、ポロッと発した言葉に込められた想いを見落とさず、拾い上げる“感性”、すなわち、「心のアンテナ」であることも分かっていただけると思います。

著者の西川は、病院で働く医師です。2014年、人生の最終段階における医療体制整備事業（モデル事業）の事務局メンバーとして、厚生労働省委託事業「意思決定支援教育プログラム（E-FIELD；Education For Implementing End-of-Life Discussion）」の作成に関わりました。2015年、その経験を生かし、知多半島においてACPとエンドオブライフディスカッションを推進する会のメンバーとしてACP研修の経験を積みました。

2016年以降、エンドオブライフ・ケア協会、日本エンドオブライフケア学会、日本アドバンス・ケア・プランニング研究会、Institute of Advance Care Planning（iACP）の活動にも賛同し、ACPの推進活動を継続しています。2019年には、日本老年医学会のACP推進に関する提言作成にも委員として参画しました。

共著者である大城は、在宅現場で働く介護支援専門員（ケアマネジャー）で、私たちは2015年から一緒に活動しています。大城は、患者・利用者さんに近い立場で、ACPを行う際に必要な「心のアンテナ」やコミュニケーション力の重要性にいち早く気付き、ACPとは医療現場のみで行うものではなく、在宅の場で、お茶を飲みながら世間話をしながら進めることが、ACPの本来あるべき姿であると考え、介護現場へのACPの普及を目指しています。

私たちはこれまで、上記団体が主催する、「もしバナマイスター」「ELC認定ファシリテーター」「E-FIELD（2014年度版）」の研修を受け、その内容をどのように実践していくか、日々、試行錯誤を繰り返し、今に至っています。そのため、本書では上記の研修内容を数多く引用しています。

本書で紹介する方法が、完成形とは言えないかもしれません。しかし、私たちがこれまで学んだことを生かしながら、実践の場により即した形に改良を重ねたACP実践法は、ACPを始めてみようという方、でも様々な研修を受ける時間がない方のお役に必ずや立つことと信じています。もちろん、現場の皆さんが直面しやすい問題である、倫理的なジレンマにどう向き合うかも具体的に記載しています。

私たちはACPのキーワードは「ピース」と「つなぐ」と考えています。これらのキーワードについての解説は本文に譲りますが、本書を読み終わる頃には、皆さんも、「そうか、ACPとはピースをつなぐことなのか」とご理解いただけると思います。そして、自分たちも「ACPを始めてみよう！　できそうだ！」、そう思っていただけたら、こんなにうれしいことはありません。

本書は、日経メディカル編集部の小板橋律子さんのお声掛けとバックアップで世に出すことができました。小板橋さんも、私たちが主催するACPファシリテーター研修を受けた上で、本書の編集に携わっています。本書を読んで、さらにACPを極めたいと思った方は、ぜひ私たちのACPファシリテーター研修への参加もご検討ください。そして、一緒にACPを日本中に広めていきましょう！

西川満則　大城京子

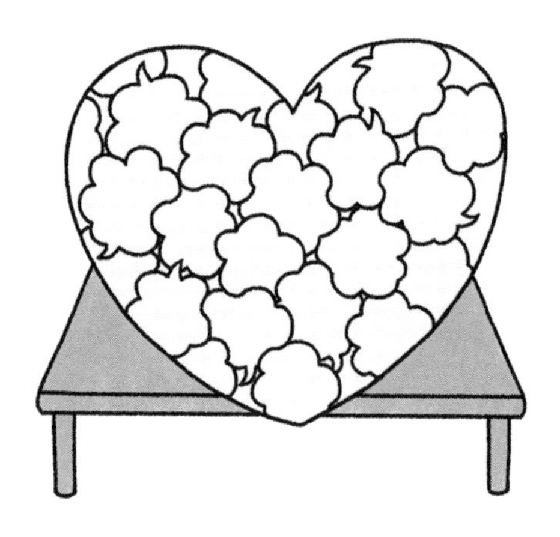

Contents

理論編

ACPを
頭とハートで理解する

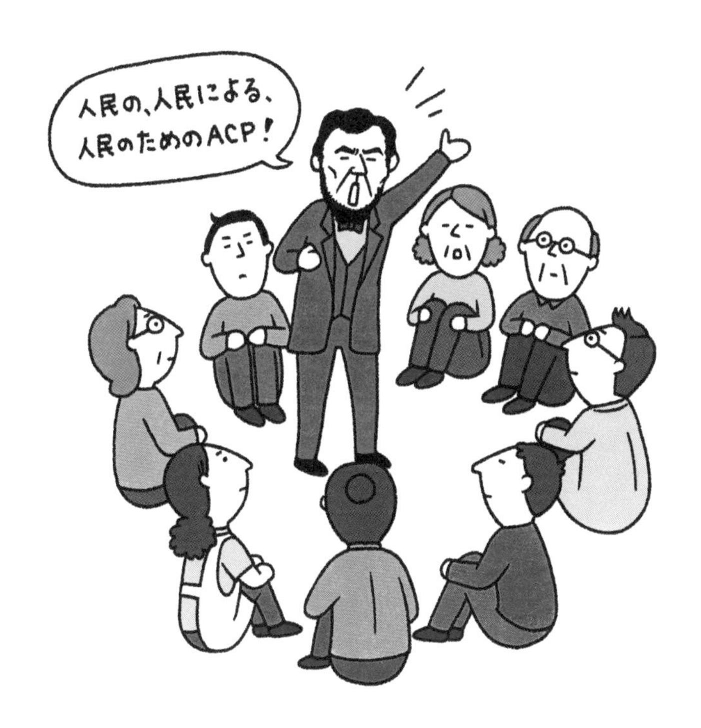

ACPって何ですか？

アドバンス・ケア・プランニング（advance care planning；ACP）という言葉を耳にする機会が多くなりました。厚生労働省による「人生の最終段階における医療・ケアの決定プロセスに関するガイドライン」（156ページ参考資料1）に、ACPの概念が盛り込まれ、医療・介護現場への普及の方向性が示されたことが、ACP普及の流れに拍車をかけたように思います。

しかし、ACPという言葉は聞いたことがあっても、それが何を意味するのかよく分からない、という方が少なくないでしょう。まず、その定義から確認していきましょう。

> アドバンス・ケア・プランニング（ACP）は、将来のケアに関する価値観、大切にしていること、気がかり、目標、選好を理解し共有することで、あらゆる年齢または健康段階の成人をサポートするプロセスである。
>
> ACPの目標は、重篤で慢性の病気の際に、患者の表明した意思に合致したケアを人々が受けられるようにすることである。
>
> このプロセスには、人が自分の意思決定をすることができなくなった場合に、別の信頼できる人物を選んで準備し、ケアの決定を下すことが含まれる。　—Sudore JPSM 2017を参考に記載

これは、米国カリフォルニア州立大学サンフランシスコ校の医学部教授であるRebecca Sudore氏らが2017年に提唱したものです。内容はすごくシンプルです。かいつまんで言うと、今ではなく将来のケアについて前もって、どんな医療・ケアを受けたいか、受けたくないか、という医療・ケアの「選好」を表明するんだよ。この「選ぶ・好む」の背後には、必ず、各個人の価値観や大事にしていること、気がかり、目標などもあるわけで、それも含めて自分の意思を表明して、それが、自分で意思決定できなくなっても実現されるようにしましょうね、というものです。

国内でも日本老年医学会が2019年6月に、「ACP推進に関する提言」（159ページ参考資料2）を公表し、その中でACPの定義を示しています。それは、以下となります。

> ACPは将来の医療・ケアについて、本人を人として尊重した意思決定の実現を支援するプロセスである。

さらに、シンプルですね。「本人を人として尊重」するということなので、ACPというのは、人権を尊重する活動を指すと理解できると思います。また、Sudore氏らの定義では、自分で意思決定できなくなった場合は、「信頼できる人物」に決めてもらうこととなっており、重度の認知症の方で自分の意思を表明できない場合などでは、この「信頼できる人物」に決定をお願いしなくてはなりません。一方、日本老年医学会の定義には、そのような記載はなく、たとえ重度の認知症でしゃべることができない状態であっても、「本人を人として尊重」した意思決定の実現に努めなくてはなりません。それはどういうことかというと、非言語的な意思表示も大切にすべきであると、私たちは受け止めています。

ACPの定義はこのようなもので、それは人権活動である、というわけですが、「なるほど、大義は分かった。じゃあ、今日から実践できるよ」と言われる読者の方は、きっとほとんどいないでしょう。ACPをしたいけど、でも、何をどうするものなのかが分からないから、この本を手に取っているのだと思います。本書では、実際にどのようにACPを進めたらいいのか、具体例を挙げながら紹介していきますが、ここではもう少し辛抱いただいて、ACPを理解するために、あえて少しだけ脱線します。

皆さんは、エンディングノートをご存じですか。中身を見たことはないという方でも、「ああ、終活用のノートね」とその位置付けはご存じでしょう。

エンディングノートの重要テーマは、まず、葬式とお墓をどうするかです。次に、年金・保険・相続というお金がらみのことを記載する欄があり、自分にもしものことがあったときの連絡先リストや、連絡先となる家族の情報、さらに最近は家族の一員であるペットをどうしてほしいかを記載する欄もありますし、自分はどんな人生を送ってきたかという自分史コーナーもあります。さらに、医療介護の選択についても書けるようになってきています。書き込む項目が増えてどんどん進化しているといえそうです。

一方ACPは、エンディングノートの逆の順番で進化してきました。歴史的には、リビングウィル（終末期医療における事前指示）、代理決定者の指定が先でした。

リビングウィルというのは、人生の最終段階（終末期）において、人工呼吸器の装着や、中心静脈や胃管などからの人工栄養補給などの延命治療を受ける・受けないを前もって文書で示すものです。ただし、実際、人生の最終段階になって考え方が変わる場合もあれば、治療そのものの位置付けが、延命目的でなく症状の緩和目的で実施される場合があるなど、ある医療的な措置を受ける・受けないという二者択一の事前指示では、本人の意向を十分に反映できない危険性が指摘されるようになりました。

ACPとは
その人を知ること

そこでACPとして、本人の価値観、大切にしていること、気がかり、目標、選好などを理解できれば、それに合う医療介護を提供しやすくなると考えるようになったわけです。エンディングノートにあるような、家族のこと、自分のこと（自分史）、価値観などなどを尋ねることが、回り道のようでも、実は適切な医療・ケアの選択にたどり着きやすいことが分かってきたのです。

ACPって何だろうと考えたとき、エンディングノートの医療・ケア版であり、医療・ケアにおける選択をする上でも、エンディングノートに記載されるような自分史が大切になると理解していただく

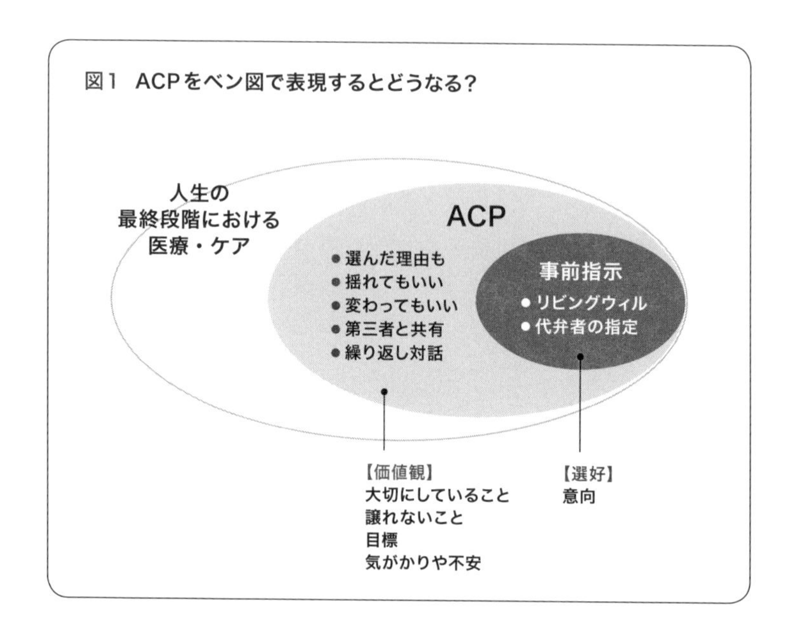

と分かりやすいのではないかと思います。そして、リビングウィルや代弁者（代理決定者）の指定も全て、ACPに含まれるわけです（**図1**）。

再度まとめますと、ACPにおいて話し合うことが望ましいのは、本人の価値観、信念、思想、信条、人生観、死生観、気がかり、願い、人生の目標、医療ケアに関する選好（意向）、療養の場や最期の場に関する選好（意向）、代弁者などとなります。

海外でのACPの広がり方を見ると、市民や患者さんがACPをやりたいと言った時に、それをファシリテートする、伴走してくれるACPファシリテーターというものが地域に生まれ、その支援を受けてACPの実現が地域で広がったという歴史があります。そのため、このACPファシリテーターの存在は重要だと思います。ACPファシリテーターについては、章を改めて後ほど詳しく解説しますが、日本の現状では、入院してからだったり、介護が必要になってからACPを実施することが多いとは思いますが、本来は、医療・ケアが必要になってからよりも、自立し地域の一員として生活しているときにACPを行うことが自然であるとだけ記載しておきます。

ACPには4つのステップがある

ACPには、大きく分けて4つのステップがあります(**図2**)。第1ステップは、意思形成の段階です。ただしこの段階では、本人の意思の全体像ではなく、その断片(ピース;piece)が言葉として発せられている段階です。例えば、テレビ番組などを見ながら、「自分もこんな最期がいい」だったり、「自分だったらこれは耐えられない」というような発言です。

第2ステップは意思表明です。本人の意思の断片(想いのかけら、ピース)がパズルのように組み合わされ、価値観、大切にしていること、譲れないこと、気がかり、目標、選好などを表明してもらう段階です。例えば、「機械につながれた状態は、○○の理由から自分らしくない」というように、その人の価値観も大切にします。

第3ステップは意思決定です。実際に自分はこういう医療・ケアを将来受けたいと決定する段階で、表明した価値観などに照

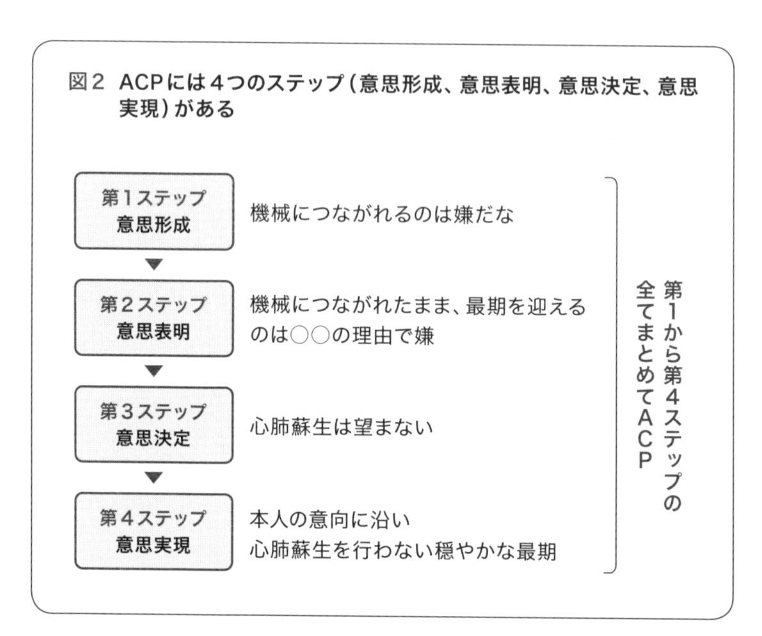

図2　ACPには4つのステップ（意思形成、意思表明、意思決定、意思実現）がある

らし合わせながら、将来の医療・ケアを選択肢の中から選んでもらいます。例えば、「心肺蘇生は望まない」などのDNAR（do not attempt resuscitation）などもこの段階に含まれます。

そして最後が意思実現です。本人の意思を、関係者の意向やその場の状況、関係者の価値観の対立などに配慮しながら実現する段階です。本書の読者の多くは、この最後の意思実現の場面に関わられているでしょうから、その際、倫理的な葛藤が生じやすいことはご存じのことでしょう。例えば、本人は機械につながれたくないと言っていたが、本当に人工呼吸をしなくていいのか、と悩むような場面です。

この4つのステップのどこをACPと呼ぶかは、成書によってまちまちです。リビングウィルのように延命治療をする・しない、胃ろうをする・しないといった、将来のことについて決める第3ステップ（意思決定）だけをACPと呼んでいるケースもあります。しかし私たちは、本人が価値観を表明するような、例えば「機械につながれるのは嫌だな」というような、たまたまテレビを見ている時に、ポロッと口にしたような言葉も、ACPの始まりであると考えています。もちろん、実際に「心肺蘇生は望まない」とご本人が決定することもACPですし、さらにそれが医療・ケアの現場で、本人の意思を実現するところも含めてACPと考えています。

日本老年医学会によるACPの定義にも、「実現を支援する」という言葉があります。患者・利用者さんが表明した意思に合致したケアを受けられる、実現するまでがACPであるということです。そして、信頼できる人を、自分の代弁者として指名しておくことも、自分の意思が反映されるために重要です。

事前指示がある患者さんでも、できればACPを行いたいものです。本人の意向をくんだ人生の最終段階における医療・ケアの実現につながります。事例を挙げて説明しましょう。

リビングウィルから始まるACPもある

60歳代女性のAさん。穏やかな口調の中に強い意思が感じられる方です。Aさんは、書面に「過剰な治療は拒否いたします」と筆で記した上に拇印まで押していました。また、代弁者としてご主人の名前も記されていました。

近年、ACPの普及とともに、事前指示やリビングウィルは駄目で意味がないと言う人もいますが、それは間違いです。事前指示やリビングウィルをきっかけとして、ACPを進めればいいのです。患者・利用者さんの要望を一方的に受ける事前指示やリビングウィルだけではなく、患者・利用者さんその人を理解するための会話・対話を追加していけばいいのです。

ACPの導入、すなわち人生の最終段階についての希望を尋ねる場合、会話をどのように切り出すか、そのタイミングに迷うことが多いものです。また、患者・利用者さんだけでなく家族や医療介護職も、そのような会話を「縁起でもない」とためらいがちではないでしょうか。

Aさんのように、事前指示を書かれている患者・利用者さんでは、こちらが会話を切り出すタイミングに迷う必要はありません。「事前指示に込められた想いをお伺いさせてほしい」と要望すればいいわけです。

事前指示があるということは、人生の最終段階について患者・利用者さんは既に多くのことを考えているわけで、それを拝聴することもACPなのです。そして、その際に注意すべきは、患者・利用者さんが医療従事者ではない場合は特に、医学的処置の意味や内容を誤解していることがないかを確認し、誤解があればそれを解いた上で、再度、希望を尋ねることかと思います。

Aさんの基礎疾患は気管支拡張症で、長年、咳や血痰、発熱、時に呼吸困難に悩まされ続け、何度も入退院を繰り返していました。感染や血痰による症状は抗菌薬の点滴で多少和らげることができるのですが、薬物療法だけでなく体位ドレナージなどのあらゆる理学療法や緩和ケアを実施しても、慢性的な喀痰排出による呼吸困難への効果は乏しいものでした。Aさんのように、慢性的な喀痰や気道分泌による呼吸困難は、緩和ケアが進歩した今もなお、症状の緩和が難しい病状でしょう。

私たちは、その書面を作成するに至った経緯や、そこに込めた想い、さらに、なぜ「過剰な治療は拒否いたします」との決断に至ったのか、その決断の背景にあるAさんの想いを尋ねました。もちろん、どのような治療を「過剰」と考えるのか、どのような治療であれば過剰な治療ではないと考えるのかもお伺いしましたし、最期を、どこで、どのように迎えたいかも聞きました。

「家族に介護の負担をかけたくないから、過剰な治療を拒否したい」

これが、Aさんが「意識のない状態で生命だけ永らえる延命治療」を「過剰な医療」として拒否した理由でした。

お孫さんの名前をうれしそうに説明してくれたり、ジンベイザメを家族と一緒に見に行った思い出を楽しそうに語ってくれたAさん。血痰や呼吸困難がすっきりと良くならない中で、担当医を責めるのではなく「これは病気のせいだから仕方がない」と逆に励ましていたAさん。

家族に対してだけではなく、担当医に対する気遣いに満ちた方でした。家族に介護の負担をかけたくないから、過剰な治療を拒否したいというのは、Aさんらしい理由だなと思いました。普段の何気ない会話の中で垣間見える、Aさんの人生を支える価値観に一致していると感じました。

Aさんの意思表明後、入退院時などの折に触れて、Aさんと、人生の最終段階における医療・ケアの在り方についての会話を繰り返しました。多くの方が、迷ったり、悩んだり、気持ちが移ろい、人生の最終段階における要望も変化するものですが、AさんのACPは変わりませんでした。

亡くなる4カ月前のことです。ご自分も入院が必要な病状の中、同時期に入院されたご主人のために、入院を拒否されました。亡くなる2カ月前に、在宅支援を提案しましたが、「自分でできる」と拒否されました。亡くなる1週間前になり、その時が来たと悟られたのか入院を選択されました。そして、医療者には、「息苦しさを取ってほしい」、ご家族には「最期に孫に会いたい」とだけ要望されました。つつましい、Aさんらしい要望です。

家族に迷惑をかけず、家族とともに、苦痛のない時間を過ごすことがAさんの要望であると私たちは受け取り、「できる限り苦痛を取り、かつ、家族との時間を邪魔しない」ことを医療やケアの方針を立てる際に最も重視しました。

抗菌薬治療についてAさんは事前に「希望しない」と表明されていましたが、抗菌薬治療により呼吸が少し楽になる可能性があると考え、治療を提案し、ご本人もそれを希望されました。

一方、非侵襲的陽圧換気（NPPV）などの人工呼吸器は、Aさんの呼吸困難を少しでも改善し、QOLを高めると考えられれば、それを提案し、ご本人が希望されれば実施したと思います。しかし、Aさんの場合は気道分泌物が多く、無益な治療と考えられ、またAさんも事前に望まれていなかった治療だったので、提案さえしませんでした。

ACPの効用
家族の気持ちは？

Aさんが旅立たれ、しばらく時間が経過した後、Aさんのお宅に伺いました。ご主人は、「のたうちまわることもない、穏やかな最期だった」と述べられました。娘さんは、延命治療を受けないというAさんの希望について、「本人の意思であれば受け入れざるを得なかった」「せつない感じがした」と戸惑いつつも、「母は命の限り精いっぱい生きた」と、Aさんの最期を肯定的に捉えていました。

私は、Aさんが表明したACPにより、Aさんの意思が尊重されただけでなく、残された家族の心の負担もほんの少しかもしれませんが和らいでいると感じました。「迷いは尽きないが、本人の意思に沿ったのだから……」と考えられるわけですから。

また、ご家族からは、最期の入院の前に、苦しい中でAさんがされた様々な準備についても伺いました。また、昔々、多くの従業員の方を寮母さん代わりにお世話した頃の思い出話も。残念ながら、これまでの外来診療時には聞いたことのない話ばかりでしたが、そのどれもが、自分以上に周囲を大事に思い気配りされる、Aさんらしさを感じさせるエピソードばかりでした。

医療者、特に病院の医療者は、その人の長い長い人生の、ごく短い時間をご一緒しているにすぎません。しかし、短い時間であっても、人生の最終段階をどう迎えたいかという会話によって、少しだけ患者・利用者さんの価値観に触れやすくなり、それが、患者・利用者さんの人生の目標に沿った医療・ケアの提供につながると感じています。ACPって何かといえば、患者・利用者さんの価値観を尊重し、患者・利用者さんの尊厳を保つ活動なのだと思います。

患者・利用者を「人」として尊重するのがACP

今回紹介したAさんは比較的早い段階から、ご自分の意思をしっかり表明され、その背景にあるお気持ちを、ご家族だけではなく、担当医である私（西川）にもはっきり伝えてくださっていました。そして、その意思は途中で変わることもありませんでした。

臨床の現場では、本人の意思と医療介護職側の提案が対立したり、本人の意思と家族の意思が一致しないなど、様々な難しいケースがあるように思います。それらに比べると、Aさんの希望は最期まで尊重しやすかったともいえるかもしれません。

ただ、今回のAさんのように、意見の不一致のない事例でACPの根幹を理解しておくことは、難しいケースに対面した際にも有用なはずです。それは、生命維持治療の選好や、代弁者について表明してもらうだけでなく、その背景にある、患者・利用者さんの長い長い人生を反映した価値観や人生の目標に触れ、理解することです。ここを理解する努力がACPでは求められており、また、本人の意思を最期まで尊重する上で必要なことだと思うのです。

本人の価値観や人生の目標を尊重しようとする姿勢を医療介護職が持つことで、ご家族のつらさを、ほんの少し和らげる効果もあるはずです。医療や介護に携わるものが、その基本として大切にすべき考え方として、ACPを広めていきましょう。

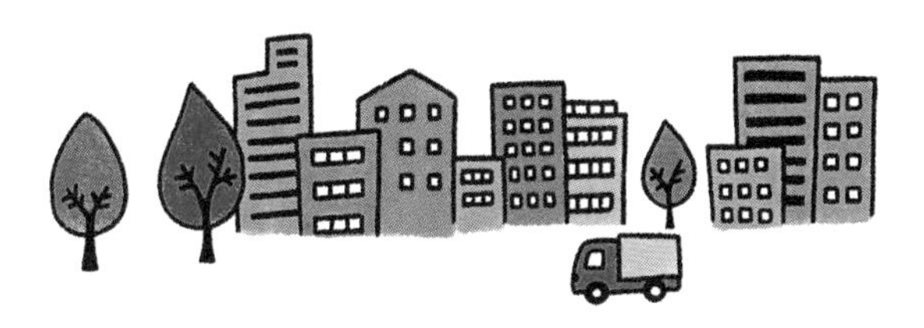

Column

ACPと事前指示の違いは通信販売と行きつけのお店!?

そもそもACPという概念は海外生まれですし、「やっぱり、事前指示（アドバンスディレクティブ）やリビングウィルとの違いが分からない」と言われる読者もいることでしょう。

ACPは、事前指示、リビングウィルとともに、自分自身が意思表示できない状態になったときにも、自らが受ける医療や介護に関する価値観や選好を明確化するものです。

事前指示やリビングウィルは、医療や介護のプロによる助言がない状態で、本人だけでも決めることができます。一方ACPでは、本人と家族らと医療介護職が話し合いながら、本人の価値観や選好に沿う医療や介護を決めていきます。すなわち、「専門家と話し合いながら」というところが大きく異なるわけです。

例えて言うなら、少し唐突な表現かもしれませんが、前者は通信販売に近いイメージでしょうか。よく知っている物を買う場合であれば通信販売で失敗なく買うことができますが、よく知らない物を買う場合は「予想に反する」品が届くリスクがありますね。医療介護について詳しい方であれば事前指示でもリビングウィルでも問題はないでしょう。一方、医療介護に詳しくない場合は何をどう希望していいかも分からないという問題があります。

一方ACPは、行きつけのお店での買い物にイメージが近いように思います。自分の趣味やこだわりを理解している店員さんが、自分が好きそうな物を幾つか出してくれて、最終的にどれを買うかは自分で決める。自分がなぜこういうものが好きなのか、それにまつわる思い出すら知っている店員さんがいると安心感がありますよね。

すなわち、理想的なACPでは、その人の人生の物語を知る医療介護職が本人の価値観や選好をよく知った上で、それに沿うにはどのような医療介護がいいのか考えて提示することで、患者・利用者さんは自分の希望に最も適した選択ができるというわけです。

ACPの理論は分かった、でもどうやるの？

最初に、概論的な話をしました。ACPのイメージは読者の皆さんの中で作られたかと思います。さらに、そのイメージを深めていただくため、別の事例を紹介します。本書では事例を幾つも紹介し読者の皆さんと共有していきます。

事例を読むとき、ほとんどの読者が、自分の立場だったらどうしようと考えながら読まれることと思います。例えば、医師であればどう医学的な介入をしたらいいかとか、看護師であったら自分だったらどんなケアをしよう、介護士であれば本人の快適をどう支援しようというようにお考えになるでしょう。しかし、本書ではそれを少し脇に置いて、このような状況だったらご本人の想いはどうなのだろうか？ と本人を理解することに重きを置いて読んでいただければ幸いです。

Bさん 60歳代女性。

現病歴はくも膜下出血の後遺症と進行性の肺癌。肺癌への抗癌剤治療中。娘のKさんは夫、5歳の子ども（Bさんからすると孫）1人の3人家族で、Bさんは、その3人と同居している。

介護による支援を開始した当初は、抗癌剤の影響もあってほぼ寝たきりの状態で、娘のKさんが子どもを育てながら、Bさんを介護。

介護支援開始から3カ月後。車椅子に座れるようになって家族と一緒に食事が取れるようになった。

その頃の本人の想いです。

食べることが大好きで、大好きなジャズを聴きながらリハビリをしたい。そして、自分の足で歩けるようになりたい。まだまだ生きたいけれども、もしものときには延命治療は受けたくないので病院ではなく自宅で最期を迎えたい。

翌年に小学校に上がる孫を毎朝見送りたいので、この家のこの部屋の窓際で生活したい。子育てをしながら自分の世話をしている娘にとても申し訳ないので、娘に負担をかけない生活が自分にとってはありがたいことだ、うれしいことだ。

このBさんの言葉、勘のいい方はACPに関連する言葉だということにお気付きでしょう。ある時、「さあ、今からACPをしますよ」と言って、「では、始めましょう。よろしくお願いします」と向き合い、「さあ、あなたのACPはどうですか？」

そうやってこのようなお話をBさんから伺ったわけではありま

せん。介護士さんなどBさんに関わりのある方々が、日ごろの訪問中に、Bさんが、ポロッ、ポロッと口にした言葉を心のポケットにしまっておいて、それを例えばサービス担当者会議の時などに、「こうだったんだよね」と話していたわけです。介護における連携は命をつなぐためですが、それと同時に、本人の希望をつなぐための会話もしていたのです。その会話の結晶として、このようにBさんを理解する上で有用な言葉が集められています。

おのおののスタッフが知っている想いのかけら（ピース）を持ち寄ってつなぐことが、ACPではすごく重要なんですね。本書で紹介する事例で出てくる患者・利用者さんの言葉は、どれもそのようなプロセスで集められた、バラバラだった言葉のピースをつなぎ集めたものです。

介護支援開始から5カ月後。Bさんは歩けるようになり、家族やスタッフとともに喜んだ。状態が安定しているこの頃から娘のKさんも含めてBさんと、急変時の対応などの話し合いを開始。

先ほど紹介したBさんの言葉を娘さんも集めたんですね。このチームがとてもすばらしいのはACPをするタイミングがいいんですね。非常につらい状況を乗り切ってすごく調子がいい時は、ACPを行う上で最高のタイミングです。娘のKさんは、この頃、「不安もあるけれども最期までBさんの想いを尊重したい」と話していました。

ここから物語が少し展開します。

ある日、Bさんは食事を喉に詰まらせた。搬送先の救命救急病院で救命されるも、人工呼吸が開始され、集中治療室でのケアが必要となる。

救急車で病院に運ばれることが本人の意向ではなかったことは、今までの本人が表明されたACPから十分想像がつくことだったかもしれませんが、やはりこのような状況では周囲は慌てます。家族らは救急車を呼びました。搬送された病院で人工呼吸となってしまいました。すぐに亡くなるわけでもないけれども、元通りにまた元気になるのは極めて難しい状況で、もしかしたら、このまま亡くなってしまうかもしれない。しかし、今はなんとか血圧も保たれている。そんな状況で、本人は自分の意思を表明することはできません。

ここでまた、すごい介入だったと思いますが、病院の関係者などが、在宅のチームを呼んでほしいということを言って、在宅チームの皆さんが病院に駆けつけることができたのです。そして、「本人はこう想っていたんだよ」「医療上はこういう状況だよ」ということが共有されました。

そして、行きつ戻りつ悩んでいた娘のKさんは、こう言いました。これもKさんの言葉のピースを集めると、こうなるというものです。

母は自宅で最期を迎えたいと言っていました。管でつながれたまま生きる延命を望まないと思います。母を逝かせてあげたいので、管を取ってあげてください。

在宅チームも間違いなく本人の想いはそうだろうと、同意しました。病院の医療チームは、医療者としてなんとか助けてあげたいけれども、これ以上元気になることは難しい。本人の気持ち、家族の気持ち、病状の回復の難しさなどなどを全部集めると、やはりこれは抜くのが本人の最善だということになり、管を抜いて、人工呼吸を終了しました。そしてほどなく、Bさんは亡くなられました。

さて、もう一回、ACPの定義を考えましょう。ACPとは何だったかというと、将来のケアに関して価値観や選好を表明してもらい、それを繰り返し話し合っていくということですね。それをこの事例に当てはめてみたいと思います（**図3**）。左側に本人が語った、または家族が本人の言葉を代弁した言葉がそのまま出てきます。右側は定義に当てはまるようなACPで話すべき内容です。

「大好きなジャズを聴きながらリハビリをしたい、また歩けるようになりたい、孫を見送りたい」。これは、目標や価値観です。「延命はしたくない。病院ではなく自宅で最期を迎えたい」。これは価値観や治療の選択、選好、最期の場所の選択についてです。「娘に申し訳ない」というのは気がかりですね。娘に負担をかけないようなエンド・オブ・ライフを過ごしたい。まさに、ACPそのもので

図3 患者・利用者さんの発した言葉の中にACPを見つける

●大好きなジャズを聴きながらリハビリしたい、また歩けるようになりたい、孫を見送りたい	⇨	目標・価値観
●延命はしたくない ●病院ではなく自宅で最期を迎えたい	⇨	価値観・治療の選択 最期の場所の選択
●娘に申し訳ない	⇨	気がかり

有用性

母は自宅で最期を迎えたいと言っていた。管でつながれたまま生きる延命を望まないと思う。母を逝かせてあげたいので、管を取ってあげてください。	➡	患者・利用者の 意思の尊重
前もって母の想いを確認できたことで、母の想いに向き合うことができた。	➡	遺族の心の傷が 和らぐ

あったことが、よく分かると思います。

　次は、ACPのアウトカムを考えましょう。なぜACPをするのか、ACPをすると何がいいのかというところをお示ししたいと思います。

　娘のKさんはこう言いました。「母は自宅で最期を迎えたいと言っていた。管につながれたまま生きる延命を望まないと思う。母を逝かせてあげたいので管を取ってあげてください」。これは母の気持ちの代弁です。今までの海外の論文でも本人の意思の尊重がACPで得られる一番のアウトカムと言われていますが、この事例でも、ACPにより本人の意思を尊重できた、それがよく分かると思います。

もう一つ、特に日本人にとって大事ではないかと思うことがあります。「前もって母の想いを確認できたことで、母の想いに向き合うことができた」と娘さんは言われています。これは何を表しているかというと、遺族の心の傷がほんの少し和らぎ、残された家族が少し楽になれる、気持ちが楽になるということです。

これもACPによりもたらされるもので、2010年に発表された論文（BMJ. 2010;340:c1345）で示されたアウトカムと全く同じです。人工呼吸器を外したとき、ご家族の気持ちは決してハッピーなわけではありません。しかし、唯一本人の気持ちに沿えたのだから良かったよねと。それでもまた心が揺れて本当にこれで良かったんだろうか。しかし、最後に、やはり本人の気持ちに沿えたからね、というその一点が気持ちを少し楽にするのです。

この事例で言いたいのは、もともとACPには「選好」を聞くとあります。「選ぶ・好む」は英語でpreferenceと言いますね。あたかもチェックボックスのように延命治療をするの？　しないの？　最期は自宅なの？　病院なの？　代弁者は子どもなの？　自分のパートナーなの？ というような、選ぶことだけでACPが完結すると解釈される方もいますが、そうではなくて、その背後にある価値観（value）、言い換えれば人生の中で譲れないこととか、今の生活で大切にしていることとか、気がかりが何だとか、そういったことを共有するプロセスがACPとなるわけです。

不十分なACPでは “言葉尻” に翻弄されることも

次にお示しする事例を読めば、なぜ、選好を尋ねるだけでなく、その背後にある価値観を大切にする必要があるのか、分かっていただけるかと思います。

事例　Cさん 70歳代女性。

Cさんは、「病院で最期を迎えたい」と何度も医療者に言っていた癌患者。ところが最期が近づいた時、「やっぱり家に帰りたい」と、これまでと異なることを要望。

医療者側は自宅に戻れるよう在宅診療や訪問介護などを手配し、その要望に対応した。自宅に戻ったCさんは、その後、意識レベルが下がり、意思疎通ができない状態に。一方、介護する家族の不安は非常に強く、家族はCさんを病院に戻したいと要望。

このような場合、医療介護職はどう対応すればいいのでしょうか。「病院で最期を迎えたい」とも言っていたので、病院に戻すことがCさんの意思に反するとは言い切れません。しかし、Cさんに対応していたチームの中で意見が割れてしまい、なかなか結論を出すことができませんでした。

私たちはこの場合、CさんにおけるACPには反省点があると思うのです。それは、「病院で最期を迎えたい」と言っていた理由や、「やっぱり家に帰りたい」と気持ちが変わった理由を、ある程度は伺っていたとしても、もう一歩踏み込んで聴けていなかったということです。言葉の裏にある真意をくみ取る努力が少し足りなかったと反省しています。

もし、もう少し詳しくお気持ちを伺うことができていれば、「病院で最期を迎えたい」という言葉の裏には、家族に迷惑をかけたくないという気持ちが強かったと分かるかもしれません。また、途中で「家に帰りたい」と言い出したのは、家で看取ってほしいという意味ではなく、「家族と過ごした思い出の場所にもう一度だけ行きたい」「仏壇に手を合わせてから死にたい」だったとしたら、医療介護職もこれほど悩まなくて済んだかもしれません。

またもしかしたら、「最初は、家族の負担を考える気持ちが強く、病院で最期を迎えたいと言っていたけれども、家族の支えに甘えて自宅で最期を迎えたい」と気持ちが変わったのかもしれません。家族のことをどう考えているのか、「家族にちょっとだけ甘えたいけど、でも、家族への負担が大きすぎるほど、頼りたくない」という価値観をお持ちであることが分かっていれば、「家族の不安が強くなった時点で、きっとCさんだったら病院に戻るって言うよね」と、皆でCさんの気持ちを推定できたかもしれません。

ある程度、気持ちを聴いていたとしても、患者・利用者さんの気持ちは揺れて変化しているために、それを聴く医療介護職によって、受け止め方が異なってくることもあります。詳しくお気持ちを尋ねることに加えて、皆がもう少し、Cさんからお伺いしたことを切れ目なく共有する必要があったのかもしれません。真意をくみ取れるまで話し合い、本人と家族と医療介護チームで共有しなければ、“言葉尻”に翻弄されてしまうリスクがあるわけです。

また、患者・利用者さんによっては、一般的な価値観と異なる価値観を大切にされている場合もあります。そのような患者・利用者さんに対しては、一般論を押し付けるのではなく、それぞれの価値観を尊重する姿勢も大切です。

このようなACPのための対話に適した場面は、おそらく生活の中に多く存在するんだろうなと思います。急性期病院で初めて会った患者さんに対して、在院日数14日という短い期間の中でACPを行うのは非常に困難で、病院に来る前に関わられている方々、地域連携や生活支援職の方々と協働することで、初めて本来の意味でのACPが実現すると確信しています。

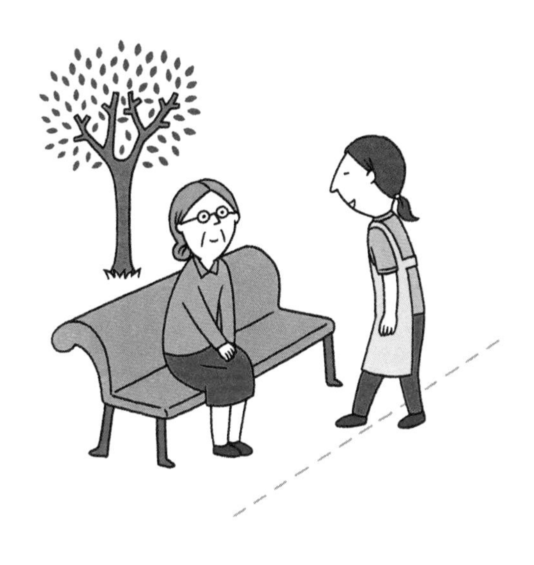

Column

ACPの入り口に「もしバナゲーム」を！

「もしバナゲーム」をご存じでしょうか。米国で誕生した「the Go Wish game」を亀田総合病院の医師たちが日本語に訳したもので、人生の最期をどうありたいかを気軽に話題にできるゲームです。

このカードの中には、個人の「価値観」や「選好」がたくさん書いてあります。これをゲームとしてやることで、各自が持っている価値観をお互いに確認し合うことができます。また、もしものときのことを話すことは縁起でもないという抵抗感が薄れたり、人生の最期という"人ごと"のことが"自分ごと"にして考えられるようになります。

ゲームのやり方はトランプと同じです。例えば４人ぐらいでやる場合は自分の手札を５枚とし、場にオープンになった札を５つ置き、残りは積み札とします。それぞれのカードに「痛みがない」「私が望む形で治療やケアをしてもらえる」「信頼できる主治医がいる」「私の思いを聴いてくれる人がいる」など様々な価値観が書いてありますので、持ち札の中で要らないものを１枚、場に捨てて、要るものを手に入れる。そうする中で自分は何を大事にしているかということが分かってくる。そして、隣の人が自分とは異なるカードを取るのを見る中で、異なる価値観を持っていることに気付くことができる。それは、ACPの入り口として、非常に良い体験となると思います。14ページで、ACPには4つのステップがあると紹介しましたが、その第1ステップ「意思形成」に活用できるツールです。

例えば、3つのカードを置いて考えてもいいです。「清潔さが維持される」「信頼できる主治医がいる」「家族が私の死を覚悟している」の3枚を置いて、私が講演の中で、この中でどれが一番大事かと会場に聞くと、「清潔さが維持される」が一番少なかったりするんです。それで、5分くらい自分はなぜこれを選んだのか、その理由を他の聴講者と話していただくと、5分程度の話し合いで、この3枚の中でどれを選ぶかが大きく変わってきます。

もしバナ
ゲーム
いい人生だったと
思える
To feel that my life is
complete

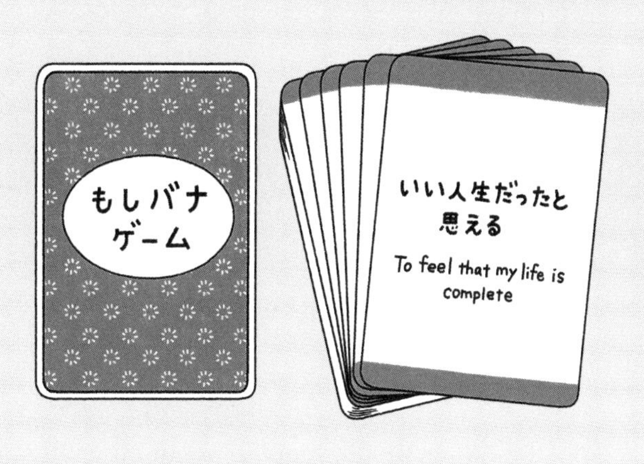

つまり、第三者と繰り返し話すことでその人から何かを教えてもらえるというよりは、自分にとって大事な価値観や選好が形作られていくのだと思います。そのことは、厚生労働省による「人生の最終段階における医療・ケアの決定プロセスに関するガイドライン」にも記載されていて、対話が大事だと結論付けられています。対話する中で自分が何を考え、何を大切にしているかが具体化してくる、それをこのゲームをすることで体験できるのです。

このゲームに関しては、既に、様々な論文が書かれており、海外では、入院中の重篤な疾患の患者さんでは、最後までやれるのは３分の１程度で、３分の２ができなかったという報告があります。ですので、重い疾患に直面しているときではなく、デイサービスやサロンで行うのが一般的です。このゲームを作成した亀田総合病院の医師に聞いても、重症の患者さんとはまだやったことはないということでした。

本人にとっての最善の考え方

ACPは本人に想いを表明してもらい、決めてもらい、実現するところまでを指しますが、実現するところが最も難しい。というのも、倫理的なジレンマが生じることが多々あるからです。

本人の意思は過去・現在・未来の時間軸で受け止める

本人の意思決定をする際、本人の意思だけでなく、家族の意向と医療・ケア提供者のお勧めという3つの要素があります。実はもう1つ、本人の意思には、時間軸があり、「過去」「現在」「未来」という3つの柱があります（詳しくは、『本人の意思を尊重する意思決定支援：事例で学ぶアドバンス・ケア・プランニング』［南山堂、2016］を参照ください）。いつも本人は、現在だけでなく、過去を顧み、未来を予想しながら意思決定していくわけです。ですので、普段のケアのときに表明される本人の意思は、3つの時間軸で表明されていると理解できます。

この3つの柱で考えることは、認知機能が非常に低下したときに有用です。例えば胃ろうを造設するとかしないとかを決めないといけないときなど、今まで話し合われてきたACPの内容を振り返ります。今までこういうことを話し合ったことはありますかと尋ねるわけです。それにより、過去からつながれてきた本人の意思をくむことができます。そして、現在の気持ちの確認にも努めます。どんなに認知機能が落ちていて、正確な判断は難しいと周囲が考えがちな人でも、本人に苦痛がない調子のいい時間を選び、時間を変えて、異なる人が尋ねてみる。そんな工夫をすることで、本人の現在の気持ちを確かめることが可能になる瞬間があります。

そして、未来。認知症の方は未来のことを想像することが難しい刹那の時間に生活されていることが多いと思うのですが、そうはいっても、この方だったら未来にある選択肢、これとこれを選んだときにメリットはこれ、デメリットはこれ。どっちを選ぶだろうか？ ということに思いをはせながら、意思決定を支援していく。もしくは意思を推定していきます。

厚労省の「人生の最終段階における医療・ケアの決定プロセスに関するガイドライン」に「意思推定」という言葉がありますが、意思推定を私たちは過去＋現在＋未来というふうにして意識しています。それでさらに、「本人の意思」と「家族の意向」と「医療・ケア提供者の判断」が合わさって本人にとっての最善の医療とケアに行き着くわけです。

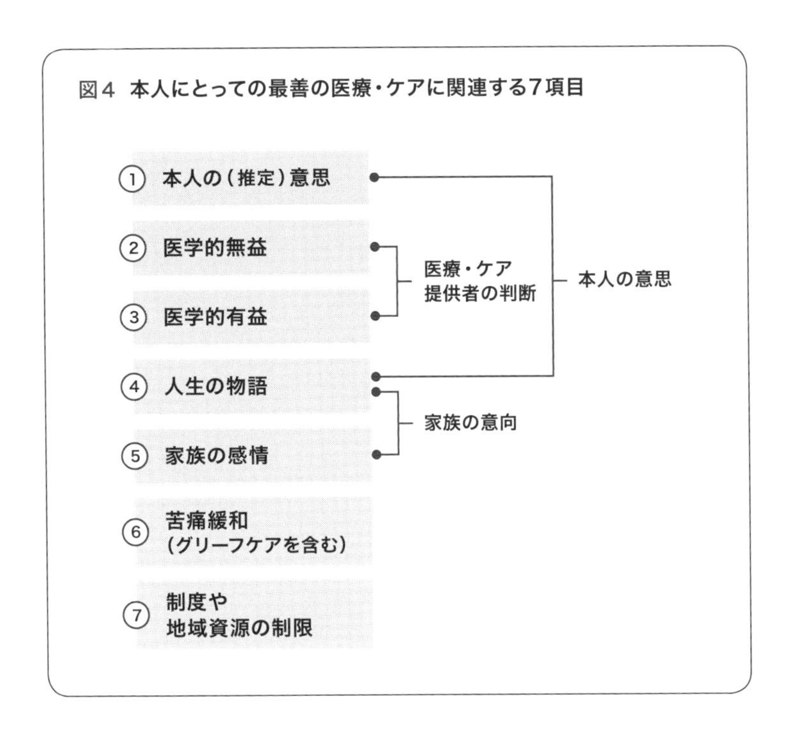

本人にとっての最善は7項目を参考にして考える

以上、非常に心地良い当たり前の言葉を並べました。当たり前のことをするのがACPの領域では難しいことはよく分かっています。最善の医療とケアって何？ と言ったときに、それに対して答えを出してくれる指針はあまりありませんが、厚労省の教育プログラム（E-FIELD［2014年度版］）の中にある7項目が参考になるかもしれません（**図4**）。これも当たり前のことと受け止められるかもしれませんが、困難な事例にぶつかったときの整理に役立つでしょう。

本人の（推定）意思に沿っていれば本人にとって最善だろう（①）。当たり前ですね。無益な医療をせずに有益な医療を実施すれば本人にとって最善のはずです（②と③）。同じ本人の意思といっても、人生の物語までを含めて本人の意思を把握できるならば、それも最善だろう（④）。家族の感情が穏やかであれば本人にも最善だろう（⑤）。本人の意思、家族の意向、医療・ケア提供者の判断とは直接関係ないけれども、苦痛がないことは本人にとって最善だろう（⑥）。

ただし、本人の最善は制度や地域資源の制限の中で考えなくてはならない（⑦）。医療手技でいうと、例えば、特別養護老人ホーム（特養）に入居しているＡさん。なんとか口から食べられていましたが、誤嚥性肺炎を生じて、総合病院に入院しました。治療により肺炎は治ったけれども、口から食べられなくなりました。胃ろうをするのも経鼻胃管をするのも本人は嫌ということで、ただし何もしないという決断まではできず、点滴をしながら帰りたいというギリギリの悩ましい決断をした時、それまでいた特養ではその点滴はできませんという制約が出てきてしまった。できないことが悪いとか、良いとかではなく、制限があるわけですね。倫理的に考える場合でも、その制限の中で最善を考えざるを得ない。

図４の中でどれが一番重要とか重要ではないとかはないですが、①本人の意思、②医学的無益、③医学的有益の判断については序列があります（**図５**）。これはDNARの判断とも関係してきま

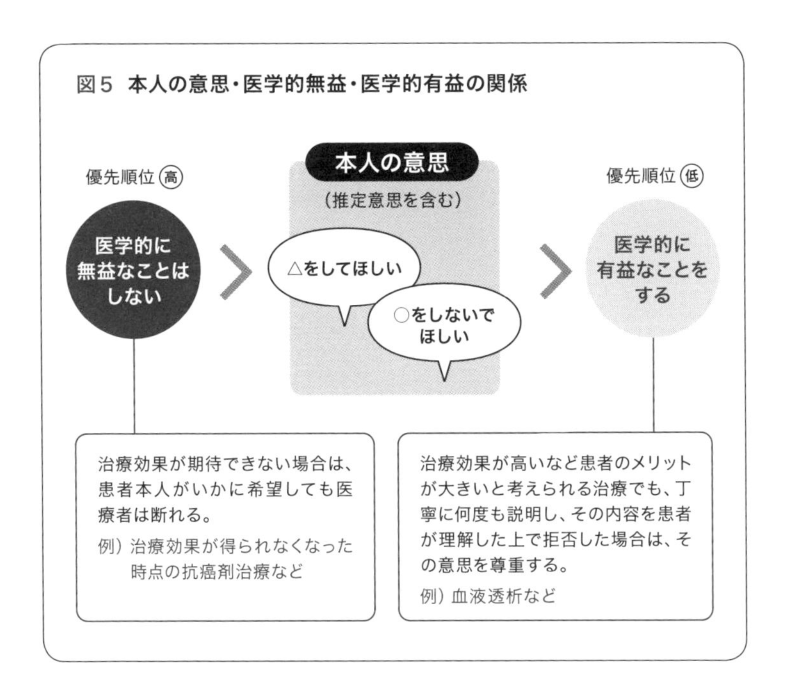

す。本人の意思の中に、何かをしてほしいという判断があるでしょう。一方、やらない方がいい、やるべきではないという医療の判断（医学的無益）があれば、本人の意思よりも医学的無益が優先されます。すなわち、医学的にやるべきではないと判断されることは、本人がいかに希望したとしてもやってはいけないということです。これに異論を唱える方はまずいないと思います。

では、これはどうでしょう。より大事なことです。医療上、有益なことがあるにもかかわらず、本人が「しないでほしい」と希望した場合です。時に医師たちはこれをやったら良くなるよというコミュニケーションをするわけですが、本人がよくよく考えて嫌だと言ったときは、それをしてはいけません。本人の意思は医学的有益よりも優先されるという考え方です。すなわち、本人の嫌なことはしない。この「Don't touch me」の尊重は、臨床での第一原則ではないかと私たちは思います。ただ、それは医療者の中でも意見がいまだに対立するかもしれません。

医療・ケアチームで意見が割れたときの対応法

次です。チームアプローチの中、医師、介護士、看護師、本人、家族、そのみんなの意見がズレることがあります。いくら本人の想いがACPでくまれていても、その解釈や専門職としての倫理観からチームの中で意見が割れることがあります。そのときにどう対応するか。E-FIELD（2014年度版）を基に例を挙げて説明します。

一番価値観がズレそうなのは、病院の勤務医と、患者・利用者さんを10年ぐらい見ている介護職であろうといわれています。医療・ケアチームの中でも、職種によってもともと持っている価値観が異なることは、体験済みの読者も多いのではないでしょうか（**図6**）。例えば、一般的な病院勤務医は、「病気を治すことが良いことだ」という価値観を持っています。

事例を挙げて説明しましょう。心不全がかなり進行して、入退院を何度も繰り返している患者さんを思い浮かべてください。今回も入院して心不全の治療はある程度良くなったものの、むくみもあっ

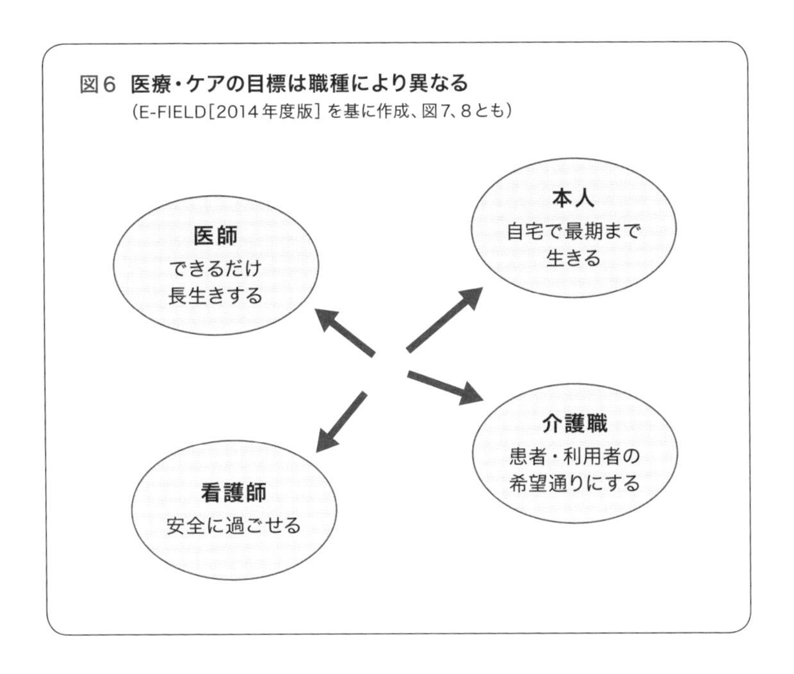

て、退院したとしてもまた悪化して入院が必要になりそうな、そんな患者さんです。患者さんは庭いじりが好きでしたが、今は一人でトイレに行くことも難しい状態です。もう自宅には帰れないかもしれないけど、せめて庭の見える部屋で過ごしたいとおっしゃっています。

そのような患者さんに対して、一般的な病院勤務医はこう考えます。「患者さんは入院してからだいぶ良くなったじゃないか。もう少し心不全の治療をするともっと良くなるだろう。本人は家に帰りたいと言っているけれども、病気が良くなってから帰る方がいいに決まっている。もうちょっと我慢して入院してもらって、ちゃんと治療をするよう説得しなくては」。その結果、確かに治療の効果が出て、自宅に帰れる人もいますが、中には、そのまま亡くなる人もいるわけです。

そんな患者さんのところに、たまたま介護職の方がお見舞いに来ていたとしましょう。その介護職の方は、「本人の想いを聴くのが一番じゃないの」という価値観を持っています。状況を確認した上で「確かに医療者は治ったと言うけれども、治ったといっても家に帰っていつもの生活はなかなかできんわね。しかも、もうちょっと治療をするというの。本人が帰りたいというのが帰り時だから帰った方がいいんじゃないの」と言います。

病院の看護師は、「安全に過ごせることが大事だから、ここで帰ると転んだりして危ないよ」と考えます。本人は自宅で最期まで生きたいと考えています。みんな本人にいいことを一番に考えてはいるけれどもベクトルの方向がズレます。そこでどうそれを擦り合わせるか。

よく臨床倫理で言われることですが、このような状況では、または（or）で結んで考えます。この4つを結ぶと、1本の太い矢印ができます。「自宅で最期の時までできるだけ長く安楽に過ごす」というもので、これは先ほどのいろいろなケアの提案を全て、または（or）で結んだものです。無理だろうなと考える場合であっても、あれもこれも入れた目的をまず先に決め、それを第一原則にします（**図7**）。この図を作成するときのポイントは、「本人の意思を中心に皆の意見を踏まえた目標」を真ん中の太い矢印で示すことです。その本人の意思である太い矢印と、各職種が提案するケアの方向のズレを見ながら考えていきます。

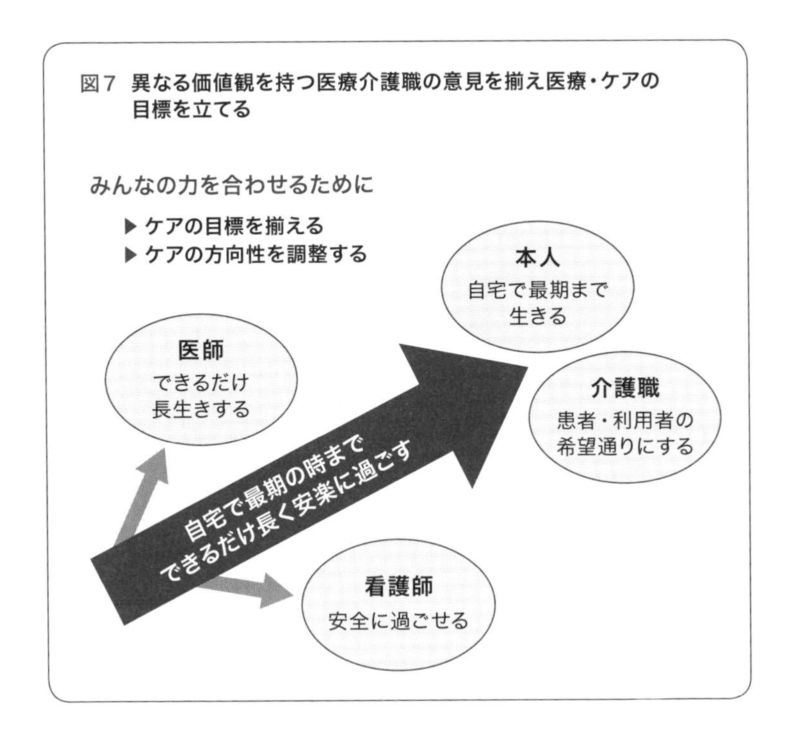

患者さんの希望通りにするということが基本原則になっていますので、全体の太い矢印と患者さんの意思は同じ方向を指します。介護職も同じ方向でしょう。その一方で、できるだけ長生きさせることが良いことと考える病院勤務医や看護師は、「ここで自宅に帰るのか」と思ってモヤモヤします。それを矢印の角度のズレで表しています。病院の看護師は安全に過ごせることが大事なのに、「今帰ったらきっと転んじゃうに違いない」と考えるので、患者の意思ベクトルと、看護師のベクトルの間の角度が大きくなるわけです。病院勤務医も同じです。

皆が患者・利用者にとっての最善を考えているのですから、どれも満たせる方法を探したいところです。しかし、両立しない場合は、どちらかを優先させなくてはいけません。その際、「これが正しいのだ！」と、話し合いを途中でやめるのではなく、「モヤモヤするけど、仕方がない、やむを得ない」と考えられるようになるまで議論をすることで、初めて倫理的な判断ができる、チーム医療ができるというふうに考えます。

何を議論するかといえば、それぞれの「ケアの方向」「どう見えているか」「価値観・判断」を話し合うのです。この事例では、ケアの方向として、病院医師は「病院で心不全治療を進める方がいい」と考え、在宅介護職は「心不全もあるけど自宅に戻れるといいのに」と考えていることを話します。さらに、病院医師は「心不全が良くなっている。病院で治療を続ければもっと良くなる」、在宅介護職は「心不全は少しは良くなっているけど、これでは大好きな庭いじりはできない。ぐずぐずしていると自宅に戻れなくなる」ことも述べます。その根底にある価値観として、病院医師は「病気が治ることが本人にとって良いことだ」、在宅介護職は「本人の意思に添うことが本人にとって良いことだ」と考えていることもお互いが表明し、価値観が異なることを理解する。

このような話し合いをしていくと、他職種の考えにも一理あるとお互い納得しつつも、でも譲れないなぁと、思考・感情もゆらぎます。それらのゆらぎも共有しながら、最終的に「仕方ないよね」という言葉が出たら、むしろいい倫理的な議論ができたと考えるといいでしょう（**図8**）。

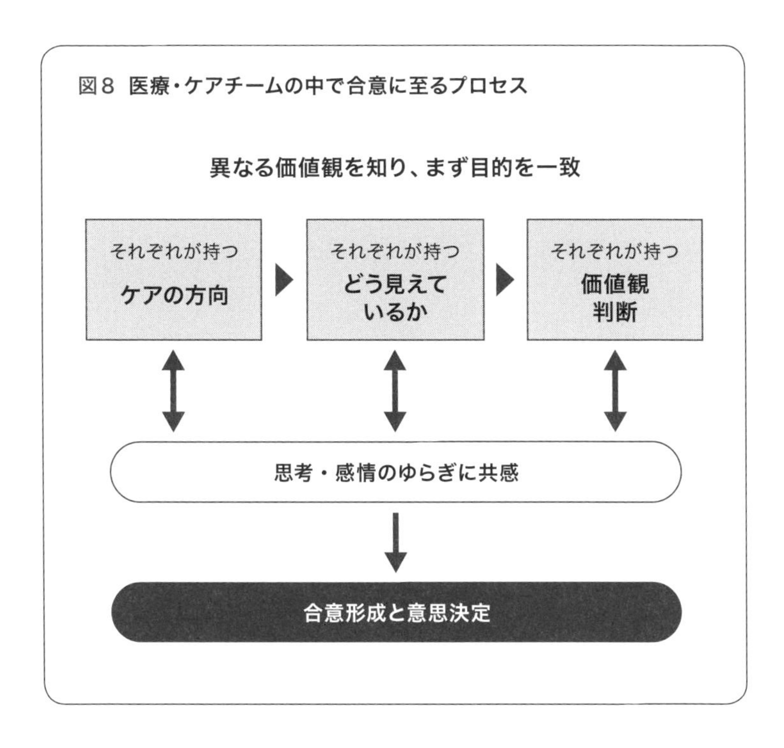

これが正しいとか誰かが意見を言わずに進んでいくならば、それはまだまだ倫理的には程遠いというふうに考えてもいいのかもしれません。またその際、医師の独断は排除しなくてはいけません。厚労省の「人生の最終段階における医療・ケアの決定プロセスに関するガイドライン」は、医師の独断を排除するために作成されたという歴史があることを知っておきましょう。

特に医師に対して声を大にしてお伝えしたいことがあります。それは、人の「いのち」というのは、二重の見方があるということです。それは、「人生」と「生命」です。医療が介入できるのは、生物学的な「生命」のみであり、医療というのは、「人生の展開のための土台となる生命を整えるもの」と、私たちは考えています。人が大切にしているのは、それぞれの人生です。その基盤、土台となる生命を支えるのが医療者ですが、その医療が人生の邪魔をしてはいけないのです（清水哲郎.物語られるいのちと生物学的生命 再考［「いのち」再考］ 哲学雑誌;2015:130.1-24.）。

ACPでは「理」だけでなく「情」を大切に

そして、ACPでは、「理（論理、理屈）」だけでなく、「情（感情）」も大切にする必要があります。Dさんを例に解説しましょう。

Dさんは60歳代の男性で、7年前に若年性認知症の診断を受けました。認知症が進行する前から、妻に何度も「延命治療は受けない」と話していました。Dさんと妻は、時折二人で話し合っていたのかもしれません。議題は、人生の最終段階に向けて、自分の望まない治療を選択するのかしないのか、自らの選好を表明する、いわゆるリビングウィルです。

なぜDさんは、「延命治療を受けない」と選好を表明していたのか、その理由が明らかにされているわけではありませんでしたが、Dさんの妻はこう言いました。

「この人は、人前でも私には命令口調で、私のすることなすこと何でも口出ししてきた。私のことを大事に想ってくれているのはよく分かるけど、私には自由がなかった。何度別れようと考えたか分からない。『延命治療は受けない』は、私に負担をかけたくない、と思ったのかもしれないし、私に世話をされるなんてまっぴら、と思ったのかもしれない」

Dさんの妻は、「延命治療を受けない」というDさんの意思表明について、「Dさんらしい」「Dさんの価値観に合っている」、そう感じておられるようでした。

これまでの人生でDさんと妻は、このような意思表明を何度となく行ってきたのだろうと思います。ACPの最適な時期は、要介護度が変わるとき、病状が一時的に改善したときなどなど、様々な意見がありますが、「その人たちが話したいと思ったとき」も、最適な時期に含まれると思います。そこで話す内容については、将来の医療・ケアの選好の表明、そして、その表明の背景にある価値観、これらはACPの重要な議題です。ACPは、医療・ケアチームと話す前に、家族や信頼できる人とするもの、そのように考えます。

Dさんの話に戻りましょう。次第にDさんの認知症は進行しました。認知症の周辺症状である行動・心理症状（BPSD）も目立つようになりました。そしてある日、Dさんは誤嚥性肺炎のため入院されました。肺炎は一時的には治癒するのですが、食事を再開すると、どんなに食事内容や食事方法を工夫しても肺炎を繰り返しました。口から栄養を取ることは難しい状況になったのです。

入院時のDさんの様子はこうでした。気に入らないことがあると、妻にだけ暴言や暴力を振るいました。BPSDでした。妻は、暴言・暴力を受けるとき、不思議な感覚を持つようで、こう言いました。「夫は認知症になる前、命令口調で私に自由を与えなかった。私は夫が怖くて、何度も離婚を考えた。確かに夫は、私を大事にしてくれた。でも私は息苦しかった。怖かった。私は夫から逃げたかった。でも今、認知症の進行した夫は、暴言・暴力を振るうけれど、ずいぶん力も弱くなった。私がいないと夫は生活できない。夫のことをいとおしくさえ感じる。夫は、『延命治療を受けない』と言っていたけれど、私は少しでも長生きしてほしい。これまでは、夫から逃げたいと思ってきたのに、不思議な感じがする」

Dさんの妻は、Dさんを膝枕し、頭を優しくなでながら「気に入らないことばかりなんだよね。点滴すると嫌なんだよね。でも、もう少し頑張ろう」と言いました。Dさんは「分かった」と答えました。Dさんは妻に膝枕してもらいながらACPをしたのだと思います。ACPは、妻の膝の上でもできる会議のようです。

しかし、Dさんの「分かった」をDさんの意思表明としてよいのでしょうか。私個人としては、「よい」と考えますが、疑問に感じる人もいるかもしれません。その疑問の一つは、Dさんの「分かった」の意味です。これは直近、あるいは現在のケアプランニングです。ACPの“A”は、“あらかじめ”とか“前もって”という意味です。杓子定規に言うと、Dさんの「分かった」をACPとすることは間違っているかもしれません。

しかし、ケアプランニングとACPは連続的だと思うのです。切り離して考える方がむしろ不自然です。柔軟に考えて、直近、あるいは現在の医療・ケア選択をしている、Dさんのケアプランニングとしての「分かった」を、ACPの議事録に載せてもよいのではないかと思います。

Dさんは、当初、医療に関する選好として、「延命治療を受けない」「点滴をしたくない」、そう述べられていました。一方、Dさんの妻はというと、「少しでも長生きしてほしい」「点滴を頑張ろう」、こう言いました。

ある時、妻はある医療者に相談しましたが、その医療者は「点滴はしません。本人の嫌がる点滴はしません。奥様の意見ではなくて、ご本人の意見が優先です」と言いました。それ以降、Dさんの妻は、その医療者との話し合いを避けるようになりました。

◆ 正論は時に人を傷つける ◆

正論は、時に人を傷つけます。この医療者の言葉は、理屈の上では正しいです。厚労省による「人生の最終段階における医療・ケアの決定プロセスに関するガイドライン」にも、本人による意思決定が基本、そのように書かれています。

しかし、ACPにおいて重要な心構えがあります。ACPでは、「理」に沿った考え方が重要ではありますが、その周囲に、絡みつき、まとわりつく、人々の気持ち、「情」が交わされるのです。良い、悪い、といった物差しでは測れない、情が行き来するのです。その場所が、ACPなのです。

本人も、家族も信頼できる人も、医療・ケアチームも、時には、情の中でもがきながら、ACPを進行させます。医療・ケアチームは、ACPに参加するとき、このことを肝に銘じておく必要があります。

情に始まり、情に終わる。その間では、理に沿って考える、これが重要です。最初と最後は情なのです。理とは、ACPや倫理についての基本的な知識です。学びの機会や複数の教育プログラムも開発されています。しかし、情を支えるためには、聴くことを中心にした、経験知の蓄積が必要なように思います。

ACPは、取ったり書いたりすることではなく、情をくんだり、聴いたりするものかもしれません。これは、ACPに参加する上での、重要な心構えではないかと思います。医療・ケアチームは、このことを心に留めたいものです。

本人にとっての最善をどう実現する？

本人との話し合いを何回も行い、本人の希望が書面に記載されているような場合であっても、ACPの実現が一筋縄ではいかないことがあります。実現までのプロセスの紆余曲折を読者の方にも疑似体験していただけるよう、ここでも事例を紹介します。

80歳代女性で、ある癌の末期の方です。ご主人は20年ほど前に他界されて娘さんと二人暮らしでした。総合病院の医師からは余命半年ほどと宣告を受けていましたが、入退院を繰り返しながらも、その余命を超えて9カ月ぐらい経過した状態でした。ご本人は延命治療を受けたくないということと、最期は娘のそばで過ごしたいということを書面に記載しており、本人のACPとして、各関係スタッフにはこの書面を配って共有していました。ご本人が退院を希望されて、娘さんも「では、最期は自宅で」ということになり、退院しました。

ただ、このお母さんと娘さんは過去にちょっと確執がありました。お母さんは働いていたので帰りが遅くかつ、仕事帰りにパチンコをしてから帰ってくる方で、娘さんは学生時代にパチンコ屋に電話をして「母、いますか？」と連絡を取るという過ごし方をされていました。そのため、母親は構ってくれなかった、育ててもらった記憶はないという娘さんです。

ご本人は家に帰ってから、癌の末期でしたので徐々に状態が悪化していきました。体調が悪化していって日常生活動作（ADL）は全介助となり、経口摂取が困難になってきて、うつらうつらしている状態が増えていきました。

このように、お母さんの体調が日ごとに悪化していくその変化に娘さんはやはり困惑され、看取りをするために退職されました。だんだんと経口摂取が困難になる中、本人のACPをまた皆で確認していきました。延命治療はしないということと、娘には穏やかでいてほしい、笑顔でいてほしいということ、自宅で最期を迎えたいということをご本人はおっしゃっていたという内容の再確認です。

ご本人はもともと介護のお仕事をされていて、いろいろな方の生き死にや生き様を見てきた方だったので、自分の死後に某大学病院に献体するための手続きも既に済んでおり、それも全て書面で共有していました。ですから、ご本人は延命治療を受けないということがチームとしてはしっかりと確認できている状態でした。

本人は延命拒否、だけど娘は「何かをしてあげたい」

しかし、娘さんはだんだんと悩み始め、「何かをしてあげたい、黙って見ていられない」ということを最終的に言われたんです。そして「点滴をしてください」と。

本人のACPを共有して娘さんも最初は延命治療をしないということに同意されていましたが、延命治療をしてほしいと、考えが変わられました。39ページの本人にとっての最善の7項の5番目にある「家族の感情」が、「本人の意思」とズレてきてしまったわけです。もう一度、主治医、在宅医、訪問看護師の方々が娘さんに丁寧に説明しました。

点滴をすることのメリットやデメリット、そして、人が自然に最期を迎えるまでの過程。そういうものをしっかり説明したのですが、お母さんの変化に非常なショックを受けた娘さんは困惑され、訪問看護師などの医療介護職に対して、「じゃあ、何もしないということは見殺しにするということですか。母をそのまま殺せということですか？ 私のやっていることは全て無駄なんですか？」というように、怒りの感情を爆発させました。さらに、「じゃあ、私のやっていることが無駄だったら、あなたたちが冷蔵庫からドリンクを出して飲ませて、それが終わったら帰ってください。私、別の部屋にいますから、何もしませんから」と。

このように、娘さんがパンクしてしまったので、医療職、介護士、ケアマネジャーが一緒にもう一度話し合いました。

訪問看護師の意見としては、「お一人で対応されている娘さんがこのような精神状態では在宅看取りは難しいのではないか。施設での看取りに切り替えたらどうか」というものでした。ただ一方で、介護士やケアマネジャーの意見としては、本人は娘さんとの時間を本当に大切に想っているし、過去からの本人、元気な要支援の時から見ていた本人の気持ちも同じだと。過去にはいろいろあったものの、「私が先に逝ったら娘をよろしくね」とか「娘と友だちでいてあげてね」とかと、いつも娘さんのことを気にされていた。ですから、本人は娘さんと一緒にいたいと想っていて、娘さんのことをとても信頼していると。

医療者と介護者の意見まで対立してしまい…

本人と家族の感情のズレだけでなく、チーム内でも認識にズレが生じてきてしまったのです。このズレに対応するため、在宅医の診療所に集まって話し合ったり、愛知県大府市が取り組んでいるICTネットワークを使ってSNS上で情報共有をしながら話し合いを繰り返しました。そして、もう一度、本人のACPに立ち返って考え直しました。

まず、本人の強い希望として延命治療は受けたくない。大切な想いとして娘には穏やかでいてほしい、笑顔でいてほしいというものがあり、家で最期を迎えたい。「これだったよね」というふうに話し合って、先ほどの最善の7項目のところでも、本人の意思の尊重を優先することも延命治療を受けないことも本人にとっては最善だよね。しかし、家族が穏やかでいること、家族の感情を大事にする気持ちも強いので、「点滴をしてほしい」という娘さんの気持ちを優先することも本人にとっては最善だよねと。

その一方で、本人は「絶対に点滴をしてくれるな」と言っていたので、点滴をして娘が穏やかになったとして、この2つを両立させるのは難しいのではないかとも考え、とても悩みました。

でもやっぱり、娘と一緒にいたいから退院した。娘が穏やかでいること、笑顔でいることを大切にしたい。一人娘がとても大切というものがありました。ですから、もし娘さんの想いをくんで点滴をしたとしても、本人はもしかしたら異論はないかもしれない。本当に行きつ戻りつ、本人の想いを一生懸命考えたわけです。そして、最終的には、ご本人は娘の平穏を選ぶだろうと意思を推定し、娘さんの希望である点滴を開始しました。

しかし、本人のACPイコール「娘の平穏」というところに沿っていたとしても、その後に、点滴が本人にとって害になってくることもあります。点滴をすることで本人が苦しくなるかもしれないという医学的無益の状態になることも、医師から娘さんに丁寧に伝えました。

そして、点滴をして1週間後に娘さんに見守られて穏やかにお亡くなりになりました。お亡くなりになってすぐにご自宅に伺ったのですが、既にご遺体は大学病院に行ってしまっていました。2〜3年ぐらいたってから家に戻ってくるということです。

娘さんとお話ししたところ、「お母さんが点滴をしたくないと言っていたことは知っていたものの、何もしてあげられないことがとてもつらかった」と話してくれました。「母の意向とは違ったかもしれませんが、何か手立てを講じていると伝えたかった。皆さんのおかげで母は幸せだったと思います。ありがとうございました」。このように言われました。「もう目をつぶって意思が分からない、うなずくこともできない母だったけれども、その点滴の針をチクリと腕に刺す感触が母に伝わるのであれば、その感触で私はあなたのために何か手立てを講じているよ、ということを伝えたかった」ともおっしゃいました。

この事例では、娘さんのことを考えて施設看取りがいいかもしれないという医療者の意見と、本人は娘と最期まで家にいたいと想っているんだという介護者の意見の対立がありました。それに関しては、ご本人によるACPがあったからこそ、望んだ場所で最期を迎えることができました。そして、延命治療に関しては、見かけ上は本人のACPに沿えないところがありましたが、ご本人にとっては害のない範囲での治療が行われました。

本人にとっての最善の7項目と照らし合わせて、医療ケアチームでACPの意味を考えることはとても重要だと思います（**図9**）。最後の「何か手立てを講じていると伝えたかった。母は幸せだったと思います。ありがとうございました」という娘さんの言葉は、ACPがあったから少しだけお二人の人生のわだかまりが解けたの

図９ 点滴をする・しないの選択で考えたこと

「本人にとっての最善の医療・ケアに関連する
７項目」から考える！

本人にとっての最善の医療・ケアに関連する７項目	① 本人の（推定）意思 ② 医学的無益 ③ 医学的有益 ④ 人生の物語 ⑤ 家族の感情 ⑥ 苦痛緩和（グリーフケアを含む） ⑦ 制度や地域資源の制限

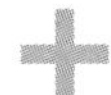

差し迫った状況で語られた、本人・家族・医療・ケア提供者の意向や判断	① 意思を表すことが難しい ② 点滴で浮腫、倦怠感、呼吸苦かも ③ 点滴で少し延命できるかも ④ 確執、育ててもらってない ⑤ 点滴をしないのは見殺し ⑥ 点滴なしの方が楽かも ⑦ 点滴をする・しないは制度や地域資源の制限を受けない

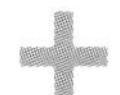

前もって語られたACP（本人の選好・価値観）	① 延命しない、娘が穏やかがよい 最期は自宅 ② ― ③ ― ④ 十分に育ててない ⑤ ― ⑥ 点滴なしの方が楽かも ⑦ ―

かもしれない。そのように思いました。

この事例では、モヤモヤ感がすごくありました。正解がない中で、どうしていったらいいんだろうということを常に考えていました。本人の表明したACPが家族の感情と対立してしまったとき、本人のACPを私たちはどう支えてどう考えていくのかと考えました。

明確なACPが表明されていたとしても、このように、迷ったりもがき続けることはとても多いと思いますが、医療・ケアチームで本人にとっての最善を考え抜くことで本人の価値観をくむことができるのではないでしょうか。

逆に、モヤモヤする感情を持ちながら、本人の気持ちに想いをはせ、話し合うことは、正しい道のりではないかなとも考えます。もう一例、本人の表明した生命維持治療の差し控えに関するACPと、医療上の有益性が対立した、Eさんの事例を取り上げます。

救命治療の拒否への“期間限定トライアル”の提案

Eさんは、80歳代の男性で、重度の慢性閉塞性肺疾患(COPD)でした。血中二酸化炭素が蓄積することで意識障害に陥りやすい、II型呼吸不全を伴っていました。階段の上り下りも困難でしたが、生活空間のある自宅の2階まではなんとか移動することができていました。同じ敷地内に住む長男の妻が、時々生活のサポートをしていました。

Eさんは、若い頃から実業家として、事業の成功のため情熱を燃やしてきました。自宅に戻らない日も多く、家庭のことは奥さんに任せきりでしたが、家族にお金の不自由をさせたことはなく、自分が家族を支えてきたという強い自負をお持ちでした。2年前に奥さんを亡くされたときも、気丈に振る舞われ、自分一人で葬儀の手配をされました。

近ごろ、徐々に体力が低下し、日常生活動作（ADL）が低下してきたEさんでしたが、担当のケアマネジャーにデイサービスを勧められても、初回見学のときに子ども扱いされたと感じたため、「あんな所にはもう二度と行かない」と言っていました。また、Eさんは、在宅医療や訪問看護を望まれず、「まだ、自分でできる」と、病院の外来に通院していました。

ある日、かかりつけの病院の待合室で、「終末期になったときの私の医療に対する希望調査」という張り紙を見て、担当医にその調査に参加したいと相談しました。実は、Eさんは担当医と折に触れて、もしものときの話し合い、ACPのプロセスを開始していましたので、担当医はEさんの相談に対して、「それはとっても良いことですね。ぜひ、参加してみてください。ところで、どうして参加してみようと思ったのですか？」と問い掛けました。

Eさんは、こう話し始めました。「自分は、延命治療はごめんで、そこまでして生きたくはない。昔のようにバリバリ働けるならいいが、こんな状態では生きる意味がない。何より家族に迷惑をかけるような生き方を自分は望まない。そんな生活は自分が嫌なんだ。最近、体力も落ちてきて、いろいろ考えていた。そんなときに、張り紙を見たから相談してみた」

担当医は、こう問い掛けました。「長男さんとお嫁さんには、(Eさんの)その気持ちを伝えていますか?」。すると、Eさんは少し間を置いて、「まだ……」と答えられました。担当医は、「大事な話なので、希望調査にも参加しながら継続的に話し合っていきましょう」とEさんと約束して、話題に挙がったこと、Eさんの意思をカルテに書き留めてその日の外来を終えました。

その後、数週間たった頃でしょうか、Eさんが、担当医の所属する病院に救急搬送されました。肺炎によるCOPDの急性増悪でした。肺炎は、比較的小さな範囲でしたが、喘鳴が強く、血中二酸化炭素濃度が正常値の2倍ほどまで上昇し、Eさんは少しぼーっとした感じでした。意識障害が起き始めていることは明らかでした。

救急医や担当医ら医療ケアチームは話し合いました。肺炎に対する抗菌薬治療と気管支拡張薬とステロイドを用いたCOPD増悪に対する治療、そして、II型呼吸不全の増悪に対してはマスク型人工呼吸器(非侵襲的陽圧換気;NPPV)を使用することで救命できる可能性は高いと判断しました。

担当医が、駆けつけた長男とお嫁さんに、病状と治療方針を伝えたところ、その方針に同意されました。点滴や吸入やNPPVが準備されました。皆がEさんの傍らに集まり、治療を提案し、開始しようとした、まさにその時です。

「絶対にこんなもの（NPPV）はしない。ちゃんと、伝えてある」

Eさんは、少しぼーっとしてはいますが、はっきりとした声で、こう叫びました。「いつも先生（担当医）に言ってあるだろう。俺は、絶対にこんなもの（NPPV）はしない。ちゃんと、伝えてある」

治療を開始しようとしている医療スタッフも、家族も戸惑いました。

担当医は、Eさんに説明しました。「Eさんが、いつもお話ししてくれたことは知っています。延命治療が嫌なことは伺っています。でも、話を聞いてほしい。これ（NPPV）を使えば、また元気になれる可能性が高いと思うのです。だから、頑張って、やってみましょう。皆で応援しますから……」。すると、Eさんはしばらく間を置いて、「やっぱり嫌だ。絶対にしない」。そう答えました。

家族も医療スタッフも皆で、Eさんに対して頑張ってみましょう、と代わる代わる声掛けをしました。Eさんは、「嫌なものは嫌」と、両手で、力いっぱいマスクを遠ざけました。状況は一分一秒を争うほど緊迫していたわけではありませんが、もしNPPVを装着しなければ命に関わることは明らかでした。医療・ケアチームも家族も戸惑いました。

しばらく考えた後、担当医がこう切り出しました。「分かりました。Eさんが嫌なことはやりません。約束します。これ（NPPV）以外の治療で全力を尽くします。しかし、命に関わるかもしれません。できるだけ、良くなるように努力しますが、命に関わるかもしれないのです。それでいいですね」

そうするとEさんは、「それでいい」と答えられました。そして、担当医は、さらに、こう付け加えました。「僕らはEさんに良くなってほしい。今回に限っては、これ（NPPV）をつければ病気が良くなって、また自宅に戻れると思う。一度、これ（NPPV）を試してみませんか。もし嫌になったら、いつでも外すことができます。約束します」

しばらくEさんは黙っていました。そして、「……嫌になったら外すからなあ、約束だからなあ」と、大きな声で、はっきりとお答えになりました。

その言葉を聞いて、医療・ケアチームはNPPVを開始しました。

Eさんは、しばらくの間NPPVの装着がつらそうではありましたが、それを外すとまでは言われませんでした。数日すると少しだけ呼吸が楽になり、1週間ほどでNPPVから離脱することができました。

その後Eさんは、「これをつけて良かったわ」。そのようにおっしゃいました。担当医はEさんに伝えました。「病気の性質上、今回のような急性悪化を繰り返すことはあると思いますが、もしEさんが嫌でなければ、今回のように一度は試してみて、嫌だったらやめる、そんな方法もあると思いますよ」

それに対してEさんは、こう気持ちを述べられました。「嫌なものは嫌だけどな！」

今回のEさんの場合、医療・ケアチームは、NPPVの実施がEさんにとっての最善の選択肢と考えましたので、Eさんのお気持ちを尊重しながらも、NPPVを提案しました。Eさんは、意識障害の入り口にいましたが、よく考えて、期間限定のNPPV治療を選択しました。当初は、EさんのACPに反する治療提案になりましたが、Eさんの意思は、期間限定で試してみるという治療提案を受けて、変わったのです。

NPPVを希望しないというEさんの事前意思は明らかでしたが、呼吸不全のときは、二酸化炭素の蓄積により意思決定能力が低下している可能性がありました。さらに、人工呼吸器治療により二酸化炭素の値が改善されれば、意思決定能力が回復して違った判断をされるかもしれない、そんな状況でした。

もうろうとしながらも治療は断固拒否、あなたならどうする？

ここで読者の皆さんに考えてほしいことがあります。もしも、Eさんが、医療・ケアチームの提案を受け入れず、「事前に示した意思に沿ってNPPVはしないでほしい」という意思を貫かれたとします。さらに、Eさんをケアしてきた介護チームも、NPPVをしないことがEさんの価値観に沿ったものである、そう確信できたとします。家族もEさんの気持ちに沿いたいと意見が一致しました。とはいえ、NPPVの有益性を予想できる場合、あなたならどのように振る舞うでしょうか?

「意思決定能力の低下は可逆性があるので、救命を優先すべきだ」。そんな考えの方もいらっしゃるかもしれません。治る治療はやらねばならぬ、そんな考えを持たれるかもしれません。

私(西川)の意見はこうです。多少の意思決定能力の低下があっても、それがACPのプロセスを含めて考えたとき、その決断が本人の意思であると皆が確信を持つことができる場合は、その治療によって一時的にでも病状が回復する可能性があり、その治療が必ずしも無益とまでは言えない場合でさえ、本人が自らの価値観に照らして治療を望まれない場合は、何より本人の意思を尊重すべきではないか。

もちろん医療者、特に病気を克服することを目的として生きてきた医師にとって、このような選択は、すごくモヤモヤすることだと思います。ですので、期間を限定して妥協策を探すという選択肢もありでしょう。でも、医師の独断で治療をしてはいけない、ということをご理解いただきたい。このモヤモヤに耐えるという新たなチャレンジに向き合えるか否か、ACPの実現には、医師の覚悟が必要なのではないでしょうか。

意思決定能力って何だろう

ここでは、ACPにおいて大切な大きなテーマである、「意思決定能力」について考えてみたいと思います。まず、事例を紹介します。

70歳代男性のFさん。普段のコミュニケーションに問題はないのですが、認知症による物忘れのある方です。Fさんは、奥さんのことをとても大事にされていました。Fさんは、ある時、肺癌と診断され、主治医からは、手術や放射線治療ではなく、抗癌剤治療の提案を受けました。Fさんご本人も、「少しでも長く生きたい」と抗癌剤治療を希望されました。医師からは、抗癌剤の延命効果は約半年であることや、様々な副作用について説明を受け、Fさんはよく理解された上で、「薬で癌と闘う」と抗癌剤治療を選択されました。

ところが、その翌日。

主治医や病棟の看護師を戸惑わせるエピソードが起こりました。Fさんは、昨日の抗癌剤治療に関する意思決定の場面を覚えていなかったのです。看護師は慌てて主治医に対して「先生、Fさん、昨日の抗癌剤の説明のこと、全く理解できていませんよ。もう一度説明してください」と伝え、それを聞いた主治医は再度Ｆさんに抗癌剤の効果や副作用を説明しました。それに対するＦさんの答えは前日と同じで、「長く生きるため、薬で癌と闘う」というものでした。

しかしなんとまた、その翌日も、Ｆさんは前日の主治医の説明を忘れていました。

そうです。Ｆさんは、認知症のために、1日たつと話し合ったことを忘れてしまうのです！　主治医を含めた医療・ケアチームは、悩みました。チームから2つの意見が出ました。1つは、「意思決定能力の低下した高齢のＦさんに、効果が不確実で副作用も懸念される治療を行うべきではない」というもの。もう1つは、「確かに忘れてしまうが、毎回『長く生きるため、薬で癌と闘う』といつも同じ判断をしているので、抗癌剤治療をすればよいのではないか」というものでした。

本人は自身の決定を忘れてしまうものの、何度考えても治療の意思は変わりません。一方で、奥さんは抗癌剤治療を行うことによるＦさんの体力低下がだんだん心配になってきました。「体力の低下が心配なので抗癌剤治療はしないでほしい」。これが奥さんの気持ちでした。

一方主治医は、Ｆさん本人が希望されるのであれば、やる価値のある抗癌剤治療だと考えていました。Ｆさん本人を中心に、奥さんご家族、医療・ケアチームも、行きつ戻りつ、何度も何度も、Ｆさんは忘れてしまいますが、皆で話し合いました。

最終的に、医療・ケアチームがファシリテートしたＦさんの決定は、「長年連れ添った妻と一緒にいたいから、長く生きるため、薬で癌と闘う」でした。奥さんも、「本人の気持ちが一番」と抗癌剤治療に賛成しました。本人を中心に、家族の気持ちにも配慮しながら、とても良い合意形成ができた、と感じました。

しかし、話はそれで終わりませんでした。翌日、Ｆさんは病棟スタッフにおもむろに切り出したのです。「やはり、抗癌剤治療はしない。妻が心配しないで過ごせることが、自分にとっても一番だ。だから、抗癌剤治療はしない。これから先の残りの人生を妻と一緒に穏やかに過ごしたいので、抗癌剤のような治療は先々も受けたくない」。

これを聞いた医療・ケアチームは戸惑いましたが、「これがＦさんの気持ちであれば、尊重しよう」と考えました。Ｆさんは、医療者とともに、目前に差し迫って決定しなければならない抗癌剤治療を受けないという選択をしました。それに連続する形で、Ｆさんの「これから先の残りの人生を妻と一緒に穏やかに過ごしたい」という将来、希望するケアの選好と、それの背景にある「妻が心配しないで過ごせることが、自分にとっても一番」という価値観を基に、ＦさんはACPを始めました。毎日、記憶がなくなるＦさんのラブストーリーは毎回新鮮なお話であり、ACPも同様でした。

Ｆさんは、それまではっきりと事前の意思を表明されていたわけではありませんでした。医療・ケアチームのファシリテートの下、ご自分の気持ちを述べられ、「長く生きるため、薬で癌と闘う」「長年連れ添った妻と一緒にいたいから、長く生きるため、薬で癌と闘う」という治療に積極的な考えから、最終的には「妻が心配しないで過ごせることが自分にとっても一番だから、抗癌剤治療はしないで、これから先の残りの人生を妻と一緒に穏やかに過ごしたい」という生活の質を重視する方向にお気持ちが変化しました。

話し合いの当初、抗癌剤治療をする、しないというケアプランニングにおいて、Fさんと奥さんの意思は対立していました。もちろん、愛情の中にある対立です。医療・ケアチームのファシリテートで対話を重ねる中、奥さんの気持ちと混じり合いながら、Fさんの気持ちも変化したのでしょう。そしてFさんのACPの表明につながりました。

意思決定能力が低下していても「人として尊重」を

さて、本題である、Fさんの意思決定能力をどう考えるべきでしょうか。患者の意思が確認できるかどうかの基準には、バーナード・ロウの基準（**表1**）があります。

表1にFさんを当てはめてみると、医療情報を「理解」し、自分の問題として「把握」し、自分で抗癌剤治療を「選択」した上で、その選択内容を周囲に「伝達」しています。ただし、翌日に忘れてしまうことから、最終的なご自分の決断に「責任」を取れているかというと、十分な責任能力はないかもしれません。そもそも、既に意思決定能力が低下していたFさんの事例は、本来のACPとはい

表1 患者の意思決定能力の評価法（バーナード・ロウの基準を基に作成）

患者が以下のことをできる	選択内容は下記条件を満たす
●自分で医療情報を理解	●本人の価値観や信念に一致
●自分の問題として把握	●本人にとって合理的である
●自分で選択	●本人は、抑うつ・幻覚・妄想などの影響を受けていない
●自分の選択内容を伝達	
●自分の選択内容に責任	

えないかもしれません。しかし、医療現場では同様の事例で悩むことが多いのではないでしょうか。

日本老年医学会によるACPの定義は、「ACPは将来の医療・ケアについて、本人を人として尊重した意思決定の実現を支援するプロセスである」となっています。我々医療者は、本人に責任能力がなくても、意思決定能力が低下していても、本人の意思を尊重すべきですし、途中でお考えが変わられた場合は、その変化を尊重すべきでしょう。

その際、意思決定能力が「有」「無」の二択ではなく、連続的でグラデーションのように変化するものと理解しておくと、本人の意向をくみやすくなるように思います。医療者の悩みも少し少なくなるかもしれません。

代弁者の決め方

あるアドバンス・ケア・プランニング（ACP）の定義には、「本人が自ら意思決定ができなくなったときに備え、代わりに意思決定を行う信頼できる人を選ぶプロセスも含む」と書かれています。「信頼できる人」とは「代弁者」とも呼ばれます。この「信頼できる人（もしくは代弁者）」を選ぶプロセスはACPの中でとても重要です。

ここでは、代弁者の適格性、すなわち、「本人に代わって意思決定できる人とはどのような人か」について考えたいと思います。Gさんの事例を紹介しつつ、2つの視点から一緒に考えられればと思います。

「早く帰りたい。いつ帰れるの？」Gさんの想い

80歳代男性のGさん。アルツハイマー型認知症と進行した慢性閉塞性肺疾患（COPD）を患っていました。Gさんは、1年に3回くらい上気道感染をきっかけにしたCOPD増悪のために入院されます。

その年3度目のCOPDの増悪のため入院され、1、2日たった頃のお話です。治療により、ほんの少しだけ呼吸が楽になりましたが、酸素飽和度の低下は著しく、トイレに行こうと数歩歩いただけで、激しい喘鳴を生じ、とても苦しそうな顔をされていました。しかし、少し呼吸が整うと、その時の苦しさを忘れたかのように、「早く帰りたい。いつ帰れるの？」と、すがるように訴えられるのです。

本人が望んでいるのですから、医療・ケアチームも、できれば早く自宅に戻してあげたいと考えました。しかし、あまりにも全身状態が悪すぎます。この状態で退院したら、体への負担が大きすぎるのではないか、それがスタッフの一致した危惧でした。

そこで私たち医療・ケアチームは、普段、一緒に暮らしている長男と、ケアマネジャーに相談しました。長男はこう言いました。「父は、自宅に帰りたいと言っている。ここ半年の病状を見ると、徐々に悪化してきている。最近では食事量もめっきり減った。そして、ほとんど歩けなくなった。これから半年以内に父が最期を迎えたとしても、少しも不思議ではないと思う。それならば、できるだけ、父が望んでいる自宅にいさせてやりたい。毎日デイサービスを使いながら、自分が看るつもりだ。もしそれで、父が急変したとしても、それはそれで、延命治療はしなくてよいと思う。父が母を以前看取ったとき、自分のときは延命治療は望まないし、自宅がよいと言っていた」

その言葉から医療・ケアチームは、「長男は、Gさんの予後をよく理解しており、長男なりにGさんの最善を考えている」。そう感じました。

一方、ケアマネジャーの意見はこうでした。「自宅での、長男による介護は破綻している。長男は、会社で重要な役職にあり、昼間は出勤している。これまでは、長男の娘がGさんの世話をしていたが、最近、その長男の娘が結婚して家を出たため、昼間、Gさんの介護をする家族がいない。長男は、時折、デイサービスを利用しながら、Gさんの介護にあたっているものの、仕事が忙しく、十分なケアができていない。COPDの増悪を予防するためにも、しっかりと薬を吸入させることが大事だが、吸入介助をする時間がない。加えて、Gさんは糖尿病でインスリン投与も必要だが、長男は決まった時間にGさんのインスリンを投与することも難しい状態。このような状況から、Gさんは入院を繰り返しやすいのだと思う。長男自身も、体力的にも、このような生活を長くは続けられないだろう。なんとか、Gさんを施設に入居させたい。長男の娘とも、そのように相談している」

介護環境の破綻状況について医療・ケアチームは、「ケアマネジャーや、長男の娘の意見が妥当である」。そう、感じました。

代弁者を決めるために重要な3つの質問

皆、行きつ戻りつ、繰り返し考えましたが、何より尊重すべきは、「本人の意思だろう」。そう考えるに至りました。そこで、本人にこう問い掛けました。Gさんの意思決定能力の低下を考慮してGさんが理解しやすい言葉を選びました。

「Gさんが一番信頼している人は誰ですか?」「Gさんが判断を任せられる人は誰ですか?」

するとGさんは、一呼吸置いて「息子」と答えられました。「長男さんですね」と聞くと、「息子」と答えられました。ケアマネジャーや、長男の娘の名前を挙げて同様の質問をしても、答えは同じ、いつも「息子」でした。

さらに重ねて、Gさんがそう考えていることを、息子さんはご存じですかといった内容を、簡単な言葉に置き換えて伺ってみましたが、その問い掛けを理解できないようで、ただ「息子」とだけ、回答されました。その後も、時を変え、違うスタッフが伺っても、やはり、Gさんが一番信頼しているのは、長男だろうということで、医療・ケアチームの意見は一致しました。

このようにGさんは長男を信頼しているため、Gさんの代弁者を長男と考えてよさそうではありますが、代弁者を決めるためには、①本人が、誰を代弁者にしたいと考えているのか、②本人が、その人に代弁者を委ねたいことを告げ、その人が了承しているか、③実際に、本人と代弁者があらかじめ話し合っているか——。この3つの確認が必要です。

Gさんの場合は、①は「長男」ということが分かりますが、②③が不十分で、残念ながら代弁者の指定は十分でないように考えられます。

ここで、患者の意思決定能力の評価法としての、バーナード・ロウの基準（71ページ**表1**）を思い出してみましょう。Gさんは、「早く帰りたい。いつ帰れるの？」と自分の意思を述べられます。また、Gさんが一番信頼できるのは「息子」。これまた、はっきりと自分の意思を述べられます。

しかし、バーナード・ロウの基準に照らしてみると、認知症を有するGさんには十分な意思決定能力があるとはいえない状況でした。とはいえ日本には、ACPの法律も、代弁者の条件についての明確な定義もありません。法制化の予定もなさそうですので、今後しばらくは、いかなる基準もできないだろうと思います。

このように、代弁者に関する本人の意思を明確に確認できない困った状況では、息子さん自身が代弁者としての条件を有しているかどうかを検討してみることをお勧めします。

そこで参考になるのが、豪州のACP教育プログラムで示されている代弁者の条件（**表2**）です。これは、豪州のACP事情を私たちが2011年に視察したときに学んだものです。代弁者の条件は6つあります。

Gさんの長男の場合はどうでしょうか。

長男の年齢は、60歳代の前半。認知機能が低下しているGさんですが、間違いなく息子さんを信頼しています。長男は、長年Gさんと同居しており、Gさんのことをよく知っています。また、「早く帰りたい。いつ帰れるの？」といった、本人の意思や価値観を尊重しようとしています。

表2 代弁者の条件

❶ その人は、18歳以上である。
❷ その人のことを、本人が信頼している。
❸ その人は、本人のことをよく知っている。
❹ その人は、本人の意思や価値観を尊重する意思がある。
❺ その人は、本人のよき支持者になる意思がある。
❻ その人は、困難で負担の大きな状況下においても、本人のために意思決定できる。

また長男は、担当のケアマネジャーや娘から、「多忙な仕事と並行して、Gさんの介護をしていては良い介護ができない」との指摘に腹を立てつつお考えになったようで、仕事を辞し、Gさんを支援するための時間を確保するという決断をされました。長年続けてきた仕事を辞めることは、極めて困難であったと思います。Gさんの息子さんは、様々な話し合いの中で、代弁者としての条件を徐々に獲得していかれたことは明らかです。

代弁者が決まっていない場合の考え方

医療代理に関する代弁者の明確な基準がない日本の臨床現場では、家族の中の、それらしい人を一般にキーパーソンと呼び、代弁者のような役回りをお願いしていることと思います。しかし、医療者側が何となくキーパーソンとしているだけで、本人の意思が確認できていない場合は、「キーパーソン＝代弁者」とはなりません。

また、日本では元気なときに代弁者を決めておくという文化が浸透していませんので、認知症がある程度進んだ段階になってから代弁者の選出が必要になる場面が多いでしょう。このような日本の状況下ではＧさんの事例のように、患者本人の指名そのものが妥当であるか否かのみに固執すると、代弁者を決められないという場面が多々出てきてしまいます。そのため、指名された人が、代弁者たる条件を兼ね備えているのか否か、すなわち、代理決定者（代弁者）の条件を満たしているかも判断材料に加えられると、本人の最善につながる選択が可能になるのではないでしょうか。

Ｇさんのその後はというと、主に長男が介護者として関わり、入院14日後に自宅に退院。今後の残されている時間は限られているかもしれませんが、住み慣れた自宅で、「息子」と一緒に穏やかに過ごされています。

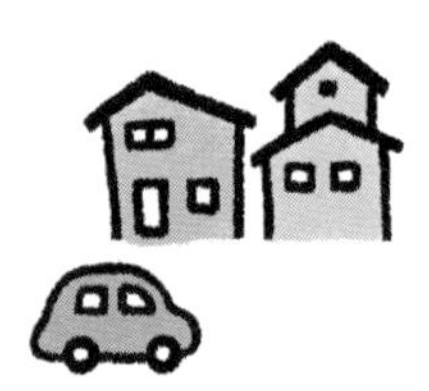

情報をつないで ACPの実現を

本人の意思をくんでいたにもかかわらず、ズレが生じたときにどう合意形成するかは既に述べましたが、そもそも、せっかくACPとしてくんでいた本人の意思が、地域の中でつながらない事例を読者の皆さんも経験されていると思います。

例えば、A病院で癌の患者さんのACPがくまれたとします。その中で一番の核となる部分は、住み慣れた自宅で最期を迎えたいということでした。その方は癌になる前に脳梗塞の後遺症などでデイサービスを長く利用しており、今後もデイサービスに通いながら最期を過ごしたいと言って通っていました。

しかし、デイサービスで急変しました。規則上、救急車を呼ばなければなりません。デイの職員は駆けつけた救急隊に「この方は本当は自宅で最期を迎えたかったんですよ」と伝えました。しかし、救急隊も救命救急が仕事ですので「そう言われても困る」と言って、ACPが行われているA病院に搬送すればなんとかなるだろうと考えます。しかし、A病院は救急医療が弱く受け入れを拒否。それで、何も知らない三次救急の医療機関に搬送され、本人の想いなどどこへやらのまま、心肺蘇生がされて……、ということは多々あることかと思います。

ACPというのは、その人を取り巻く医療・ケアチームがつながった上で、かつ、情報通信技術（ICT）上でもつながったときに進むということが海外でもいわれていますし、実際、国内でも、SNS的なもので情報をつなぐことが大切だろうと感じています。また、サービス担当者会議というのはいい機会で、そのような会議時に、その方の想いを共有しておくことがその後に役立つのではないかと思います。

ある条件が揃えばACPがうまく最後までつながって本人の意思が実現されます。例えば、患者・家族とも最期は自宅で、という意思が固く、病院チームも在宅チームもその意思を支援する体制が十分取れているときなどです。その一方で、必要な条件が揃わないと、ACPを実現するのは非常に難しいのが現状でしょう。海外の事例を見ると、一人の患者のACPにおいて、関係者が人と人としてつながった上で、かつプラスαとして、ICTなどで情報共有が円滑・容易にできるときに、ACPの実現に少し近づくと考えられています。

ACPは、もちろん、アドバンス・ケア・プランニングの略ですが、我々は、ACPの本質を以下のように考えています。

We are always collecting and connecting
the pieces of your life stories.

訳すと、「私はどんな時もあなたの人生の物語の中にあるピース

（想い）を集め、つなぎます」

ACPの実現において、この「つなぐ」という部分が、今、大きな課題となっています。とはいえ、できないことではありません。地域で、様々な医療介護職が連携し、ちょっとした工夫も組み入れることで、この「つなぐ」という作業が普通にできるようになることでしょう。

その工夫の1つとして紹介したいのが、ICTの活用です。例えば、私たちは、地元にあるICTネットワークを活用して、医療介護職で患者・利用者さんの情報共有をしています（**図10**）。これは、本来といいますか、もともとは医療情報を共有するために作成されたものですが、その後、参加者を介護職にも広げ、さらに共有する情報として、患者・利用者さんが、ポロッ、ポロッと口にしたACPに

図10　ICTネットワークを利用した患者・利用者の情報共有例
（バイタルリンク® ［帝人ファーマ］、図11とも）

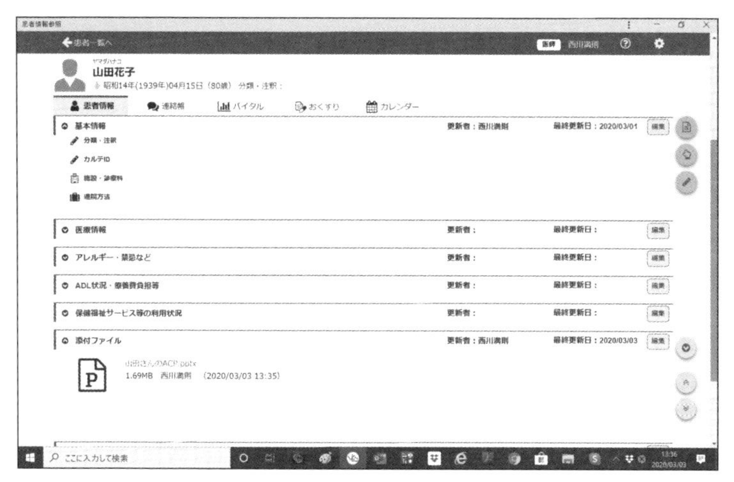

図11　ICTネットワークを利用してACPをつなぐ

連絡帳
患者一覧へ
医師　西川満則
ヤマダハナコ
山田花子
昭和14年(1939年)04月15日（80歳）分類・注釈：
患者情報
連絡帳
バイタル
おくすり
カレンダー
2020/04/01 (水)　バイタル：0件
医師
西川満則
件名：ACP
「在宅診療に伺った際、誤嚥性肺炎や脳梗塞の再発をとても心配していました。できるだけ今の生活を続けたいとのことでした。また、人工呼吸などの延命治療は望まないと話していました」
既読　6/6人　2020/02/26(木) 18:00
ケアマネジャー
大城京子
件名：ACP
「先日、訪問した際にお伺いしたことを共有します。山田さんのお孫さんが、この春、高校に入学します。お孫さんから、入学式に来てほしいといわれたと嬉しそうに話していました。入学式への参加は難しいかもしれないけど、入学式当日、新しい制服を着た孫を送り出したいとおっしゃっていました」
既読　6/6人　2020/03/03(火) 10:00
訪問看護師
大西則子
件名：ACP
「山田さんですが、本日、37.4℃の発熱があり、食欲も落ちていました。肺音に特に問題はありませんし、SpO2も96%でしたが、熱の経過を見たいと思っています。お孫さんの入学式があと2週間後なので、それまでに元気になりたい、だけど、自分のことでせっかくの入学お祝いができなくなるのは本意じゃないので、熱が続いて、先生が入院した方がいいというなら、そうすると、おっしゃっていました」
既読　6/6人　2020/03/23(月) 14:00
ここに入力して検索
13:12
2020/04/01

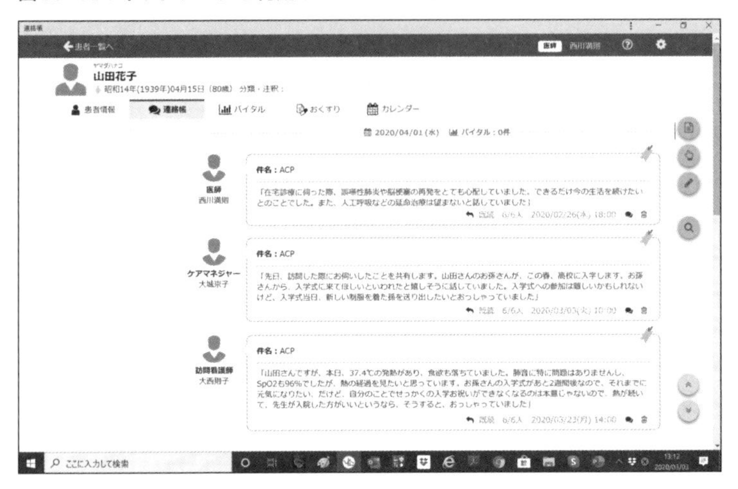

つながる言葉の共有にも活用されるようになったものです。

患者・利用者さんの想いを聴いた医療介護職が、ここの連絡帳に書き込んでおくことで（**図11**）、チーム内で情報を共有することができます。このような情報共有の蓄積があれば、その患者・利用者さんが、あるとき、その方を知らない三次救急病院に搬送されたとしても、ACPの実現につながるのではないかと考えています。

医療者だけでなく、介護職も患者・利用者さんの情報を共有できるこのようなICTは、各地域で開発されてきています。ただ、残念なことに十分に活用されていない地域も少なくないのではないでしょうか。ACPの実現においてとても重宝するので、チームでの活用をぜひ検討いただければ幸いです。

実践編

ACPをやってみる

（ロールプレー付き）

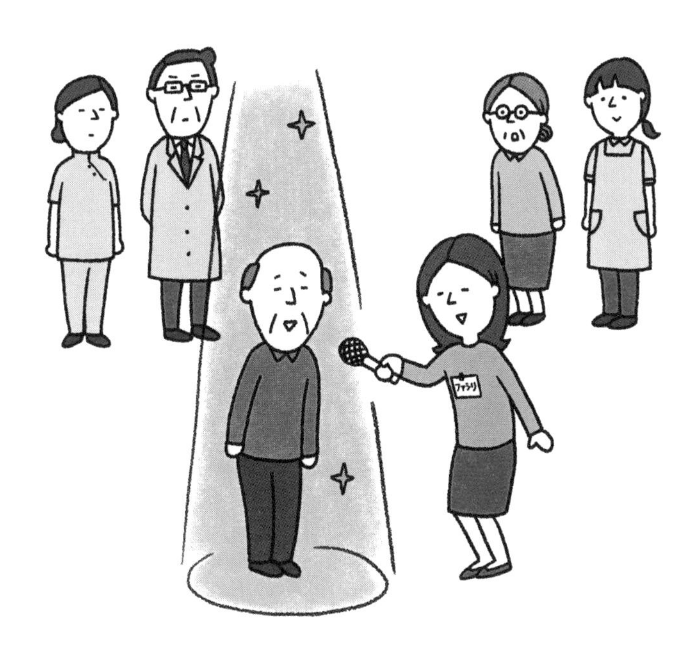

ACPの進め方

私たちはACPには、「ご本人が大切にしていることをくんで、それを心のポケットやカルテなどの片隅に書いておく」、そのような段階もあると理解しています。心のポケットにしまっておいたことを大事なときに他の医療介護職につないでいくことで、ご本人が望まれる医療やケアの選択を行いやすくなるはずです。

ただ、覚えておいていただきたいのは、医療介護職側から、本人に大切なことを聴くということは、「心への侵襲度」が高い、すなわち相手の心を動揺させてしまい得る行為であるということです。必要以上に踏み込まず、気を遣いながら行いたいものです。

そのため、本人が大切にしていることを聴く際は、タイミングや言葉を慎重に選ぶ必要があります。自発的にしゃべっていただける場を設定するという意識も必要でしょう。なぜなら、自発的にしゃべっていただいたことについては、本人が感じる心理的なストレスが小さいからです。

ご本人が「ぜんぜん良くならない」「体力が落ちてしまった」「自分も長くはないかも」など、将来についての不安を表明したり愚痴を言われたときなど、もしくは身内に不幸があったときなどは、その不安な気持ちや愚痴を傾聴し、今後のことについて話を向け、本人の希望が聞けた場合は、それをACPとして受け止めた旨を伝えるとよいと思います。また、急性増悪を乗り越えた後で体調が落ち着いているときは、こちらからACPのための対話をもちかける良いタイミングだと思います。

私たちは、適切なタイミングだと感じたら、「もしものときのことを考えたことはありませんか。もしあれば、その内容を聞かせてくださいませんか」などと切り出しています。

「そんな縁起でもない、考えたことなんかないよ。でも痛いとかつらいのは嫌だね」と言われれば、これも、立派なACPです。緩和ケアをより重視されていると解釈できるからです。

「考えたことがある」と答えた方には、「その内容をもう少し詳しく教えていただけませんか」と話をつないでいきます。そうすると「延命治療は嫌だね」という医療への希望や、「できるだけ家で過ごしたい」など療養場所の希望を聞くことができると思います。そのようなことを伺えた際は、その理由を「なぜ、そのように想われるのですか」と尋ねます。

さらに話が続けられそうであれば、「もしも自分で意思表明できなくなったら、誰に任せたいですか?」ともお伺いします。決めていないという方が多いですが、もし決めているという方がいればその方が代弁者になります。次に、「その方は、あなたが任せたいと思っている気持ちをご存じですか」と問い掛け、代弁者として指名されている方がそのことを知っているかも確認します。もし、ご存じであれば、「実際にお話しされたことはありますか」と続けてもよいでしょう。

お伺いできた内容について、「今日は大切なことを教えていただき、ありがとうございます。今後に備えて、他のスタッフとも共有しておいた方がいい内容なので、今日お伺いしたことをカルテに書いておいてもいいですか」と確認します。多くの患者さんが「いいよ」と言ってくれますよ。以上まとめると、**表3**のようになります。

ACPを円滑に進める上では、本人中心の意思表明や意思決定のための対話を促進する「ACPファシリテーター」の役割を担えるスタッフの存在が重要です。日本老年医学会による「ACP推進に関する提言」では、ACPファシリテーターは、**表4**のように定義され、その望ましい役割が記載されています。

表3 ACPの流れ (E-FIELD[2014年度版]を基に作成)

- 話しやすいタイミングを見計らい、場を設定する
- 話を切り出す(オープンクエスチョンで)
- 考えていることを聴く

聞いておきたい事項

- もしものときどうしたいか
- 代弁者は誰がいいか
- その人に代弁者になってほしい理由
- 代弁者になってほしい人はそのことは知っているか
- 代弁者と話し合っているか
- 伺った内容をチームで共有していいか

表4　日本老年医学会によるACPファシリテーターの定義

ACPファシリテーターとは、本人の価値観や意向、人生の目標に一致した医療・ケアの意思決定を実現するために、本人、家族等、医療・ケアチームと協働し、本人中心の意思表明や意思決定のための対話を促進する熟練した医療・ケア提供者らである。

医師、看護師、訪問看護師、メディカルソーシャルワーカー、介護支援専門員（ケアマネジャー）、高齢者施設の生活相談員らが対話のプロセスを適切に進めるACPファシリテーターとなりうるが、これらの職種に限らず、本人の心身の状態と療養の場によって、医療・ケアチームのなかで最も適任な職種・スタッフがファシリテーターを務めることが望ましい。

私たちは草の根でACPファシリテーター育成のための研修会を数年ほど前から続けています。実践編では、その研修会を少し再現するような内容で、ACPファシリテーターの具体的な役割や、実際の会話の進め方を紹介していきます。ACPの台本となり得る内容ですので、まずはこれから紹介する内容を、ACP仲間と交互に読み、会話のコツを肌で覚えてください。実践に大いに役立つはずです。

さあ、では早速始めましょう。

コミュニケーションの基本

ACPを進める上でとても大切なのは、ACPはコミュニケーションであることをしっかり理解することです。そして、円滑なコミュニケーションを行うためには、相手に「理解者」と認めてもらう必要があります。

「理解者」になるにはどうしたらいいか。それは、相手の気持ちを聴く、相手の心の動きに気付く、ことです。こう書くと、なんだか難しそうと思われるかもしれませんが、コミュニケーションに必要な技術を身に付けると、意外なほどうまくいきます。

まずはコミュニケーションの大原則を押さえよう

まず、コミュニケーションの基本中の基本、私たちが「コミュニケーションの大原則」と呼んでいるものを見てみましょう（**表5**）。これは、E-FIELD（2014年度版）を参考にしたものです。

● 馴れ馴れしくせず、丁寧な言葉で（親しき仲にも礼儀ありを忘れずに）

表5 コミュニケーションの大原則
（E-FIELD［2014年度版］を基に作成）

- 馴れ馴れしくせず、丁寧な言葉で（親しい仲にも礼儀を忘れずに）
- 自分の伝えたいこと聞きたいことではなく、相手が話したいことを優先する
- 一方的に話さず、相手の感情の動きを見逃さない（表情・動作・視線に注意）
- つらそうな反応や言動があれば、そこでやめるもあり（感情への対応を優先する）
- 正論（励ましや説明など）は通じない場面もあり、時に人を傷つける
- 相手に“圧”のないコミュニケーションを！（ガツガツしない）

「当たり前だよ」と反応される読者も多いとは思いますが、基本中の基本なので、大切にしたいところです。自分が使う言葉、話す内容が患者・利用者さんに分かりやすいものであるかを日々確認しましょう。どんなに親しくなっても礼儀正しくあるべきです。「親しき仲にも礼儀あり」を日々忘れないようにしましょう。

● 自分の伝えたいこと、聞きたいことではなく、相手が話したいことを優先する

こちらはどうでしょうか。その患者・利用者さんに割ける時間は限られる中、自分が今どうしても伝えたいこと、聞きたいことを優先しがちではないでしょうか。時間が限られていたとしても、「相

手の話を聴く」姿勢は終始持ち続けたいものです。「何か心配ごと・困りごとはありませんか？」「何か質問はありませんか？」と相手の話を聴くための質問をお忘れなく。

● 一方的に話さず、相手の感情の動きを見逃さない（表情・動作・視線に注意）

患者・利用者さんの表情や動作に注意していますか？ 少しでもつらそうな反応や言動がないか、相手をよく観察すること、これもやはり良好なコミュニケーションを行う上では大切ですね。

● つらそうな反応や言動があれば、そこでやめるもあり（感情への対応を優先する）

今、どうしても話したいと考えており、かつ時間も限られているとします。相手につらそうな反応や言動があったとき、どうしていますか？ 気付かないふりをしていませんか？

つらそうな反応や言動があったときは、そこで一度、その話は中断しましょう。自分の言葉が患者・利用者さんに対して心理的ストレスとなり得ると考えてください。ストレスが大きくならないよう、注意しながら進めることが大切です。特に忙しいときは、前置きも何もなく、本題に入りたくなりますね。具体的な相談をすることはもちろん重要ではありますが、それによって起こる患者・利用者さんの感情に対応することも、とても大切です。というよりも、感情への対応を優先させましょう。

例えば、患者・利用者さんの表情が曇ったら、「今、どんなお気持ちですか?」「このまま話を続けても大丈夫ですか?」と声を掛ける。これが、患者・利用者さんの感情への対応となります。矢継ぎ早にこちらから情報を伝えることを優先してしまうと、今後の信頼関係が築けなかったり、築けたとしても時間がかかってしまいます。患者・利用者さんの感情への配慮が足りないと、「嫌なことばかりを言ってくる人」というレッテルを貼られ、なかなか心を開いてもらえないことにもなり得るのです。

● 正論（励ましや説明など）は通じない場面もあり、時に人を傷つける

人は、何らかの感情が湧き起こった状態では、客観的に事実を受け入れることが難しくなります。自分の励ましや説明など「正論」であるべきものが、患者・利用者さんに通じないときもあります。「正論」としてありがちなのは、癌患者さんに対して、「つらいのはあなただけじゃない。皆、苦しんでいる。だけど、皆、頑張っている」というような声掛けを指します。または、「癌になったのは、不摂生をしていたから」というのもまさに「正論」でしょう。

このような「正論」を誰かに言われたら?「確かにそうかもしれない。それはきっと正しい。しかし、頭（理性）では理解できても、感情として受け入れられない。だからつらい。このつらさを分かってほしいのに、そんな正論を言ってくる人には、分かってもらえるはずはない……」。相手は、そんな気持ちを抱くのではないでしょうか。

自分の励ましや説明などを相手がストンと受け止めてくれていない。そう感じたときは、相手の感情への対応をおろそかにしていないか、自分自身を振り返ってみてください。相手の感情を大事にすることを心掛けていくと、不思議なほど、コミュニケーションの質が高まるはずです。

「つらい」と言われたときには、「正論」や「励まし」の言葉はあまり使わず、「そうだねぇ」「つらいよね」と、相手の言葉を反復し、共感しましょう。

● 相手に“圧”のないコミュニケーションを！（ガツガツしない）

“圧”というのは、相手を圧倒するような、なんと言いましょうか、“前のめりな”感じと言ったらイメージが湧きますでしょうか？ 極端な例を挙げると、「どうしたいんですか？ 自分のことですからね。自分で決めないと！」などと畳みかけるような声掛けは“前のめり”な感じがしませんか。

ACPは人権活動ですので、相手が「追い詰められた」「言いたいことを自由に言えない」と感じるようなコミュニケーションはその大原則に反しますよね。そのように感じなくても、「なんか怖い」とか「答えを出さないと逃れられない」なんて思われる。すなわち、心理的ストレスを感じさせてしまうのも、やはり“圧”のあるコミュニケーションとして、慎むべきだと思います。

基本スキル、その1
「反復」

以上述べた「コミュニケーションの大原則」は、どんなときにも適応されるルールです。毎回、忘れずに実行するよう心掛けてください。

「コミュニケーションの大原則」同様、基本のスキルとして活用していただきたいのが「反復」と「沈黙」です。反復とは、「相手の言いたい言葉（感情）を返す」こと。反復と沈黙は、よく知られたコミュニケーションのスキルなので、ご存じの方も少なくないとは思いますが、とても大切なスキルですので解説します。

反復の主語は相手です。まず、相手の頭や心の中にあることをそのまま受け止めます。優先すべきは、患者・利用者さんの考えや気持ちです。私たちのそれは二の次です。決して、自分たちの考えや気持ちを押し付けない、自分たちのしたいことを押し付けないように注意しましょう。

例えば、ある患者・利用者さんが看護師や介護職員に対して「家族の迷惑になりたくない」と話したとします。私たち医療介護職はどうしても、患者・利用者さんを元気づけたくなって、「そんなことないですよ」などと返してしまいがちではないでしょうか？

しかし、それでは、相手から「理解者」と認めてもらえません。

「理解者」と認めてもらうためには、ここで相手の言葉をそのまま「反復」します。「家族の迷惑になってばかりだ」と言われたら、「家族の迷惑になってばかりと思われるのですね?」と返しましょう。相手の表情を見ながら、相手の言葉を一度しっかりと受け止め、その気持ち（感情）に向き合って、その言葉をそのまま相手に返します。反復は共感を示すために行うので、語尾に「ね」を付けるようにします。「か」と付けてしまうと、疑問形になってしまうので、あくまで語尾は「ね」にしましょう。これは、エンドオブライフ・ケア協会が協調している点です（**図12**）。

「反復」には、幾つか注意点があります。1つは、「事実のみを返し、勝手な解釈を入れない」。これ、とても大切です。「家族の迷惑になりたくないのですね。家族の迷惑になることがつらいのですね」と返すのはNGです。家族の迷惑になることがつらいかどうかは人それぞれ。相手の感情を先読みしたり、自分の価値観で相手の言葉に意味を追加してはいけません。例えば、「つらいですね」「嫌ですね」「悲しいですね」「たいへんですね」という言葉を勝手に追加しないでください。

一人暮らし高齢者はとても増えていますが、そこに自分の価値観を押し付けるような「一人暮らしって、さみしいでしょう」と言う。自分が一人暮らしだったらさみしいかもしれません。しかし、それは人それぞれ。本人は、気ままでいいと思っている場合も少なくありません。価値観を押し付けられると、心の距離が広がります。下手をすると、その後のコミュニケーションを拒否されることもあるので、注意しましょう。もし、相手の言葉が長くて反復できない場合、短くするのはOKですが、言葉は変えずに反復しましょう。

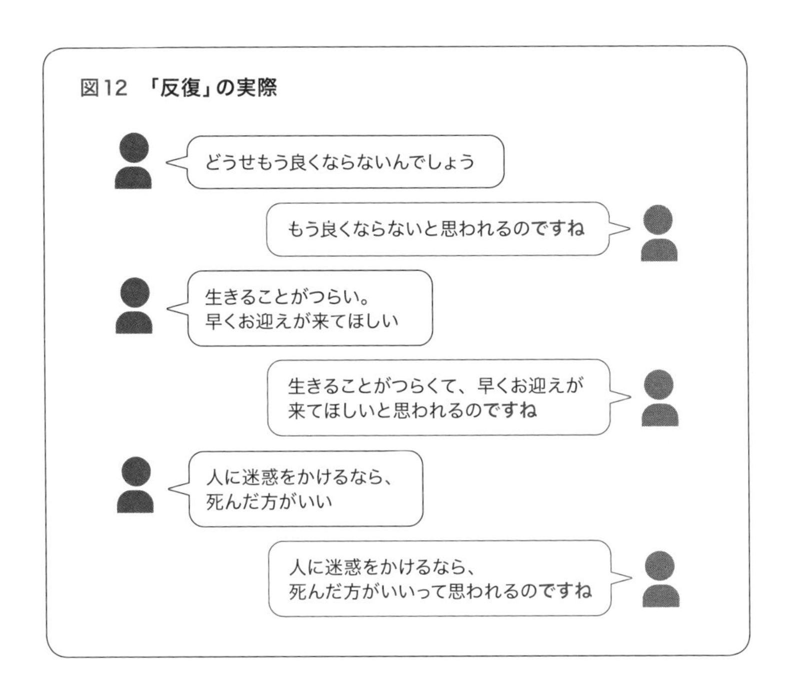

どうせもう良くならないんでしょう
もう良くならないと思われるのですね
生きることがつらい。
早くお迎えが来てほしい
生きることがつらくて、早くお迎えが
来てほしいと思われるのですね
人に迷惑をかけるなら、
死んだ方がいい
人に迷惑をかけるなら、
死んだ方がいいって思われるのですね
図12 「反復」の実際

ここで確認テストを2つほど行いましょう。

確認テスト①

患者・利用者さんが「一人暮らしでさみしい」と言われたら、何と返すのがよいでしょうか。

答え

患者・利用者さんが「さみしい」という言葉を発しているのですから、「一人暮らしでさみしいのですね」と返すことに何の問題もありません。「さみしさ」に共感しつつ、「一人暮らしでさみしいのですね」と返しましょう。

確認テスト②

患者・利用者さんが、「死んじゃいたい」と言ったら、何と返しますか。

答え

ネガティブな発言の場合、それを否定したり、励ましたくなりますよね。でも、ぐっとこらえて、反復することをためらうようなネガティブな発言でも相手の言葉をそのまま返してください。「死んでしまいたいと思われるのですね」と反復しましょう。

もう1つ大切なのは、「反復」はオウム返しではないということです。ここで言うオウム返しとは、相手の言葉をそのまま機械的に繰り返すことを指します。相手の気持ちを考えながら、表情や言葉のトーンも合わせて「反復」しましょう。それが共感につながります。

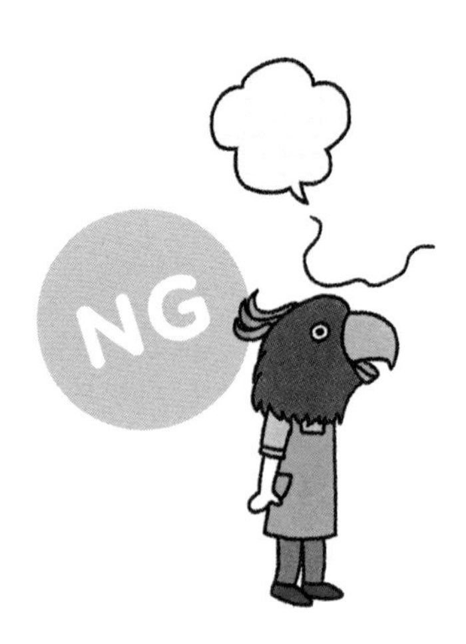

最後にもう1点。共感しすぎにも注意しましょう。心底共感してしまうと、医療介護職側が精神的に参ってしまう危険性もあります。相手の感情に向き合うことは大切ですが、自分がそれに翻弄されないよう、“精神的な距離感”を保つようにしましょう。

さらに練習してみましょう。

患者・利用者さんが「昨日は眠れませんでした」と言ったら、あなたは「昨日は、眠れなかったのですね」と返します。

患者・利用者さんが「ここ最近、ずっと足腰が痛いんです」と言ったら、あなたは「それはたいへん、どこが痛いのですか?」と返してはいけません。「最近、ずっと足腰が痛いんですね」と返します。

患者・利用者さんが「いつか体が動かなくなるのかと思うと不安です」と言ったら、内心「えっ、そんなこと私に言われても困る」と考えてしまい、何も言えずにフリーズするのではなく、「いつか体が動かなくなるのかと思うと不安なんですね」と返します。

どうですか？ この基本スキルが身に付くと、思わず、何と言葉を返していいのか分からず、フリーズしたくなるような患者・利用者さんの言葉への対応法が見えてきませんか。

患者・利用者さんが「どうせもう良くならないんでしょう」と言ったら、さあ、何と返しますか？

お分かりですね。「そんなことありませんよ！ 頑張りましょう」などの慰めの言葉ではなく、「もう良くならないと思われるのですね」と返せばいいのです。

さて、患者・利用者さんが「生きることがつらい。早くお迎えが来てほしい」と言ったら？

もう、あなたは会話を続けられますね。「そんなこと言わないで……」ではなく、「生きることがつらくて、早くお迎えが来てほしいと思われるのですね」と返せばいいのです。

「人に迷惑をかけるなら、死んだ方がいい」と言う患者・利用者さんの言葉にも、「人に迷惑をかけるなら、死んだ方がいいって思われるのですね」と返してください。

この基本スキルが使えるようになると、患者・利用者さんとの会話が怖くなくなるだけではありません。患者・利用者さんが抱く、自分への信頼度が増し、心を開いてもらえます。そうなると、「心の距離」がぐぐっと縮まったと感じられるようになるでしょう。ACPを行う上でまず得るべきもの。それは、「患者・利用者さんからの信頼」です。あなたのことを「理解者」と思ってもらえなければ、大切な話し合いはそもそも始められません。

相手の言葉を一度しっかり受け止め、それをそのまま返す。人は感情の言葉を反復してもらうことで、自分の感情を受け止めてもらえたと感じ、快くなるのです。今すぐ実践して、この効果を体験してみてください。

基本スキル、その2「沈黙」

コミュニケーションの基本スキルである「反復」同様、とてもシンプルであるにもかかわらず、効果抜群なのが、「沈黙」です。

「沈黙」とは、相手の心が整うのを待つことです。人は、大切なことを話すときに、エネルギーと時間を必要とします。沈黙、すなわち間を置かないと、言いかけた想いが急にしぼんでしまい、言い

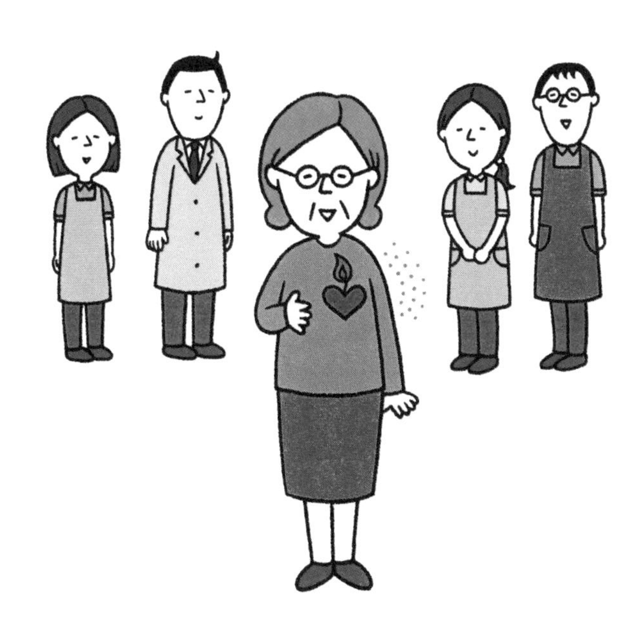

出せなくなってしまいます。我々は、相手の沈黙が怖くて、待つことができず、励ましたり、勇気づける言葉を伝えたくなってしまいますが、ぐっとこらえて待つことで、相手は自分の想いを表出しやすくなることを知っておいてください。

反復と沈黙を基本スキルとして身に付けると、

患者・利用者さん 最近、何をするにもやる気が起きないんです。

医療介護職 最近、何をするにもやる気が起きないんですね。

患者・利用者さん 私のこと怠け者だと思うでしょう。

医療介護職 自分のことを怠け者だと思われる、そう感じているのですね……。

患者・利用者さん ……。（しばらく沈黙）

医療介護職 ……。（沈黙を受け止め、自分も沈黙する）

患者・利用者さん このまま悪くなってもっと家族の負担になるくらいなら、早く死にたいと思う……。だから、何もやる気が起きないんです。

というように、「やる気が起きない」ことの本当の理由を教えてもらえる、そんな対話につながっていきます。そして、本当の理由が分かれば、「ここで頑張らなきゃ！」や「みんな頑張っているのだから、あなたも頑張って！」という励ましの対応はもちろん、「一緒に頑張りましょう！」という声掛けですら、患者・利用者さんの心に冷たい風を吹き込むだけで、「理解者」とは認めてもらえないと納得できるのではないでしょうか。家族の負担となり、自分の役割が果たせない苦しみ。どんな苦しみなのか、一度、この本を閉じて想像してみてもいいかもしれません。

ACPにおけるコミュニケーションに対して、私たちは「相手の心に小さな火を灯し、その火を絶やさないようにする」イメージを持っています。ようやく灯った火を消さないように、丁寧に「反復」し、心を落ち着けて「待つ」。もっと火を大きくしようと、フーフー息を掛けたら、ようやく灯った火は消えてしまいますね。炎を大きくするためには、焦ってこちらから話しかけることではなく、黙って、それでいて、ハートを通わせようと努めながら待つことが大切なのですね。これもエンドオブライフ・ケア協会で学んだ大事な感覚です。しっかり燃え出すまで、見守りながら待つ、これが「沈黙」です。

キャッチできるか？それはあなた次第

ACPとは、「将来の医療・ケアについて、本人を人として尊重した意思決定の実現を支援するプロセス」でしたね。人として尊重するためには、その人のことを知る必要があります。人として理解するためには、その人について様々なことを知っておく必要がありますね。

具体的には、不安や疑問、苦痛、気がかり、大切にしたいこと、価値観・目標・譲れないこと、穏やかでいられることなど、その方がこれまでどのような人生を送ってきたのかという人生の物語などをお伺いしましょう。

一度の会話では到底これらを話してもらうことも理解することもできませんが、これらを理解するための言葉は、患者・利用者さんとの日々の会話の中に見つけることができるはずです。私たちは、ACPとは会議ではなく、患者・利用者さんの想いが込められている、「想いのかけら（ピース）」を、日常的に集めることだと考えています。想いのかけら（ピース）とは、患者・利用者さんが、ポロッ、ポロッと口にする言葉を指します。ACPのピースを聴き漏らさず、しっかり受け止める（キャッチする）ためには、感性を磨くこと（私たちは「アンテナを磨く」と表現していますが）が大切です。

例えばAさん。「病気の後遺症で、杖をつかなければ歩行が不安定になりました。杖をついて歩く自分の姿を人に見られたくないと思っています」この中で、想いのかけら（ピース）を見つけられますか？

そう、これはAさんの気がかりです。Aさんは、「杖をついて歩いている自分を人に見られること」を気にしているのですね。

では、Bさん。「代々農業を営んでいました。ある日、転倒し足を骨折しました。それ以来、今までのように農業をすることが難しくなりました。本当は家族と農業を続けたいと思っています」。この中から何を見いだしますか？ そう、Bさんの不安・苦痛です。Bさんは、「足を骨折したことで、農業ができなくなったこと」に苦しんでいるのですね。

次はCさん。「料理が好きで、好きなものを食べることが楽しみ。『自分の口から食べることができなくなったら、私の人生は終わりかなぁ』と家族や友人に話しています」。もうお分かりですね。これはCさんの価値観です。Cさんは、「口から食べることを大切にしている」のですね。

どんどんいきましょう。次はDさんです。「癌の治療ができなくなり、自宅で緩和的な治療を受けることになりました。そして、最期まで家族のいる自宅で過ごしたいな」と考えるようになりました。これは、Dさんの療養場所に対する選好です。Dさんが最期まで過ごしたい場所は、「家族のいるご自宅」ということになりますね。

今はおしゃべりできないEさん。Eさんの娘さんは「母は、遊んでいる孫たちを眺めている時間を大切にしていました」と言います。Eさんが大切にしている楽しみな時間とは、「遊んでいる孫たちを眺めている時間」となります。

デイサービスを利用しているFさん。「毎年、春になると皆で桜を見に行きます。来年も、桜を見に行くためにリハビリを頑張っています」と言います。ここにはFさんの目標がありますね。Fさんの目標は「来年も皆で桜を見に行くこと」です。

共働きの息子夫婦と同居しているGさん。毎日の洗濯と夕飯を担当しています。Gさんは「家族の役に立つってうれしいことよ」と話します。Gさんは、家族の役に立つことをとても大切にしていることが分かりますね。

私たちはACPについての研修会を開催していますが、その研修会では、ここまで書いてきたことを座学だけでなく、ロールプレーで体験してもらっています。以下は、そのロールプレーの再現ですので、ACPに興味のある仲間と一緒にぜひやってみてください。ロールプレーの中で、先に紹介した「反復」と「沈黙」がいかに有用か分かっていただけると思いますし、相手の気持ちを聴くことへの躊躇もなくなるでしょう。また、気持ちを聴いてもらえると、「理解してもらえた感」が高まり、気持ちを聴いてくれた人を「良き理解者」と感じるようにもなります。それも体験できると思います。

まず事例を紹介します。

Hさん 82歳女性。

・要介護2。10年前に夫が他界。長男家族4人と同居。長女家族は隣の市に住んでいる。週1日程度の訪問あり。
・慢性心不全、高血圧がある。3年前の脳梗塞で左半身麻痺となり、週3日デイケアに通っている。杖歩行。
・半年前より、日にちや曜日を忘れることが増えた。デイケア利用以外の日も準備をして待っていることがあり、「いろいろ分からなくなってきた」と言う。
・1年前より、嚥下機能が徐々に低下し、この1年で誤嚥性肺炎で2回入院した。
・主治医の判断：これからも誤嚥性肺炎を繰り返す可能性が高い。再び脳梗塞を起こすリスクが高い。
・東北出身。幼い頃に親を亡くし奉公に出された。夫の転勤で長男が中学生、長女が小学生のときに現在の地に引っ越す。家庭を大切にし働きには出ず、専業主婦をしてきた。
- 長男夫婦は共働きであり、本人が孫２人の世話をしてきた。夫は酒が好きで苦労した。夫が他人に迷惑をかけるのではないかといつも心配する生活だった。その中で、孫２人との関わりや成長がＨさんにとっての支えだった。「孫と話をしている時が一番楽しそうだ」と長男より聞き取る。
- 左半身麻痺があるが、自分の身の回りのことは自分で行いたい、家族の世話になりたくないので、リハビリには積極的に参加している。
- ３年前に脳梗塞になる前は、家事全般（調理、洗濯、掃除）はＨさんが行っていたが、３年前からは、掃除・洗濯は同居の嫁に任せることにした。しかし、調理はできる範囲でやりたい、孫が大好きな「鶏の煮物」だけは作り続けたいと思っている。この味を嫁が引き継げるのか気にしているが、調理中に鍋を焦がす日もあり、息子に注意されたことで自信をなくしている。
- 食事の時にむせることが増えた。誤嚥性肺炎で2回入院したため、食べること、飲むことに不安を感じている。主治医に言われたことを、心配している。
- むせずに料理を食べたいので、デイケアでの嚥下訓練を頑張っている。
- 「最期まで、家にいたいなぁ」という言葉をデイケアの職員が聞き取っている。

ここまでの情報で、ある程度、Ｈさんの状況とＨさんのイメージが湧いたかと思います。まず、Ｈさんの事例を使って、想いのかけら（ピース）を見つけるワークをしてみましょう。Hさんの気がかり、価値観などを考えてみましょう。

ワーク　想いのかけら（ピース）を見つけてみましょう

- 気がかりや不安・心配なことは？
- 大切にしていることは？
- 価値観は？
- 療養場所などの選好は？
- 本人の役割は？
- 譲れないことは？
- 希望は？

事例に関する共有情報の中に、想いのかけら（ピース）はたくさんあります。もう一度、Hさんの事例を紹介します。下線部が、想いのかけら（ピース）となります。

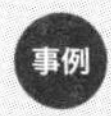

Hさん 82歳女性。（再掲）

- 要介護2。10年前に夫が他界。長男家族４人と同居。長女家族は隣の市に住んでいる。週1日程度の訪問あり。
- 慢性心不全、高血圧がある。３年前の脳梗塞で左半身麻痺となり、週3日デイケアに通っている。杖歩行。
- 半年前より、日にちや曜日を忘れることが増えた。デイケア利用以外の日も準備をして待っていることがあり、「いろいろ分からなくなってきた」と言う（不安）。
- 1年前より、嚥下機能が徐々に低下し、この1年で誤嚥性肺炎で2回入院した。
- 主治医の判断：これからも誤嚥性肺炎を繰り返す可能性が高い。再び脳梗塞を起こすリスクが高い。
- 東北出身。幼い頃に親を亡くし奉公に出された。夫の転勤で長男が中学生、長女が小学生のときに現在の地に引っ越す。家庭を大切に（大切にしていること）し働きには出ず、専業主婦をしてきた。
- 長男夫婦は共働きであり、本人が孫２人の世話をしてきた。夫は酒が好きで苦労した。夫が他人に迷惑をかけるのではないかといつも心配する生活だった。その中で、孫２人との関わりや成長がHさんにとっての支えだった。「孫と話をしている時が一番楽しそうだ」と長男より聞き取る（大切にしていること）。
- 左半身麻痺があるが、自分の身の回りのことは自分で行いたい、家族の世話になりたくない（譲れないこと）ので、リハビリには積極的に参加している。
- ３年前に脳梗塞になる前は、家事全般（調理、洗濯、掃除）

はHさんが行っていたが、３年前からは、掃除・洗濯は同居の嫁に任せることにした。しかし、調理はできる範囲でやりたい（役割・希望）、孫が大好きな「鶏の煮物」だけは作り続けたい（役割・希望）と思っている。この味を嫁が引き継げるのか気にしている（心配）が、調理中に鍋を焦がす日もあり、息子に注意されたことで自信をなくしている（気がかり・不安）。

・食事の時にむせることが増えた。誤嚥性肺炎で2回入院したため、食べること、飲むことに不安を感じている（不安）。主治医に言われたことを、心配している。

・むせずに料理を食べたい（希望）ので、デイケアでの嚥下訓練を頑張っている。

・「最期まで、家にいたいなぁ（療養場所の選好）」という言葉をデイケアの職員が聞き取っている。

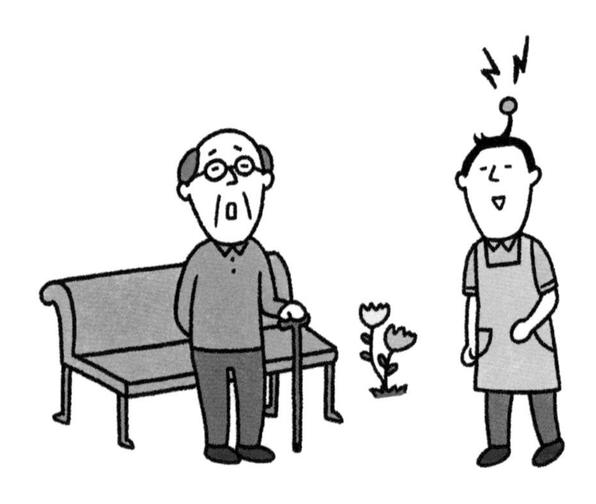

いかがですか。自分次第で想いのかけら（ピース）をキャッチできそう！ と思えてきませんか。

◆

では次。今日は、Hさん宅に訪問予定です。Hさんとの会話の中から、ACPにつながる言葉を拾い上げることも目的の一つと考えています。あなたなら、どのように話してHさんの想いや感情をくみ取りますか。

これまでに解説した、コミュニケーションの大原則、反復と沈黙を駆使し、アンテナを磨いて、想いのかけら（ピース）を集めてみましょう。

2人ペアで進めましょう。まず、Hさん役、聞き役を決めましょう。これは後で交代します。まず、ここまでの情報で、Hさん役の人は、Hさんの役作りをしてください。自由にHさん像を追加してかまいません。ロールプレーは10分間です。聞き役は、Hさんから聞き取ったHさんの想いや感情を紙に書いてまとめてください。終わったら役を交代し、3分間役作りをした後、10分ほどロールプレーしてください。聞き役は、Hさんから聞き取ったHさんの想いや感情を紙に書いてまとめてください。

ではスタート。
10分経過。ロールプレーを終わりにしましょう。

10分間、長かったですか。それとも短かったでしょうか。どう会話を始めましたか？ Hさん役、聞き役、それぞれどのように感じましたか。お互い感じたことを話し合ってみましょう。

どう話を切り出したらいいか分からない、という感想もあるかと思いますが、そのような場合は、誰か他の職種がキャッチしていた内容を再確認する形で話を進めるのも一つのやり方です。

私（大城）と西川でやったロールプレーをここで再現しておきますね。

大城（聞き役） こんにちは、Hさん。お変わりありませんか。

西川（Hさん役） おかげさまで。寒い中、来てくれてありがとうね。

大城 いえいえ、少し春めいてきて気持ちがよかったです。ところでHさん、デイケアで嚥下訓練を頑張っているそうですね。そういえば、この前、デイケアのスタッフに、「最期まで、家にいたいなぁ」って話されていたとも聞きました。

西川 あら、そんな話まで知ってるの？ 肺炎で2回も入院しちゃったし、先生にもまた肺炎を起こすかもしれないって言われちゃって、不安なのよ。できること頑張るしかないかなぁと思って。

大城 先生に肺炎をまた起こすかもしれないと言われて不安なんですね。でも、できることは頑張ろうと思っているのですね。

西川 そっ。頑張って調子がいいうちは、この家にいたいなぁとも思っているの。ただ……。

大城 ……。（沈黙）

西川 ただねぇ。息子夫婦に迷惑かけるのも嫌なのよ。

大城 息子さんご夫婦に迷惑をかけるのは嫌なのですね。

西川 でもね。ほら、下の孫も今度高校生になるのよ。で、その入学

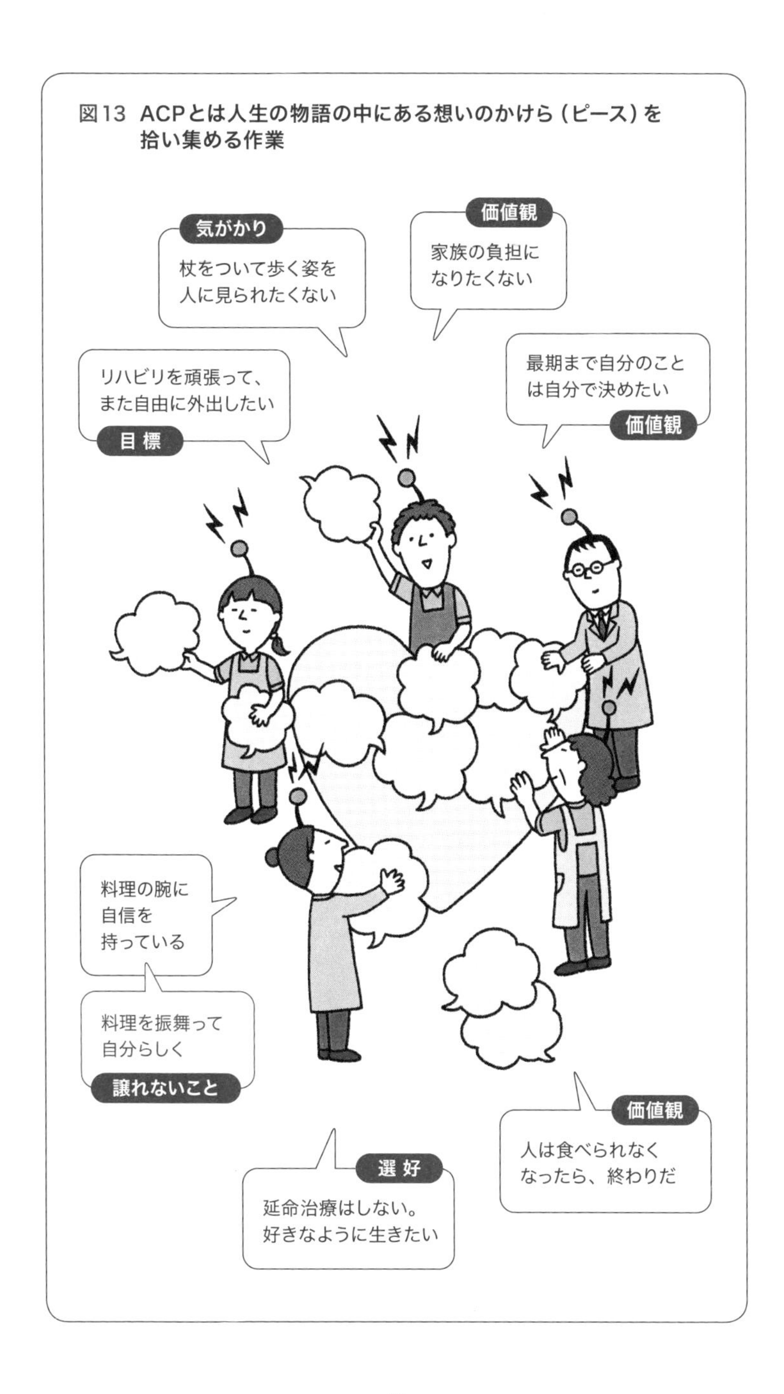
図13 ACPとは人生の物語の中にある想いのかけら（ピース）を
拾い集める作業
気がかり
杖をついて歩く姿を
人に見られたくない
価値観
家族の負担に
なりたくない
リハビリを頑張って、
また自由に外出したい
目 標
最期まで自分のこと
は自分で決めたい
価値観
料理の腕に
自信を
持っている
料理を振舞って
自分らしく
譲れないこと
価値観
人は食べられなくなったら、終わりだ
選 好
延命治療はしない。
好きなように生きたい

式におばあちゃんも来てくれって言われて。うれしくてね。

大城　まあ、入学式に来てくれって言われているんですね。うれしいですね。

西川　だからね。その入学式が無事に終わるまでは、ここにいたいの。でも、その後、もしも脳梗塞を再発するとか、体の自由が本当にきかなくなっちゃったら……。

大城　……。（沈黙）

西川　あんまりみんなに迷惑かけたくないし、ほら、孫は優しいからいろいろ面倒見てくれようとすると思うけど、あの子たちには青春を謳歌してほしいし。だから、まあ、家にはいたいけど、体が動かなくなるとか、物忘れがひどくなるとか、そういう状態になったら、施設にね、入りたいなぁって実は考えているのよ。迷惑かけたくないからねぇ。

10分でずいぶん話が進みましたが、誘導してここまで進んだわけではないこと、ご理解いただけますでしょうか。反復と沈黙をうまく使うことで、患者・利用者さんが、実はずっと考えていた想いの表出を助けただけなのです。

また、導入部分は、他の職種が拾い上げた言葉から入りました。ACPに必要な情報は多岐にわたりますし、それを自分一人で全て聞き出そうとすると、以前お話しした"圧"を患者・利用者さんに与えかねません。何気ない会話の中にちりばめられた、患者・利用者さんの想いのかけら（ピース）を丁寧に拾い上げ、多職種で持ち寄ると、あら不思議。患者・利用者さんの人となりが分かってくる……。そんな経験を私たちは数多くしています（**図13**）。

ですから、一人で張り切りすぎず、各職種がキャッチしたピースを多職種で共有し合い、そうそうHさんてそういう人だよね、と皆で理解を深め、アセスメントに生かし、実践していく姿勢がACPには必要だと思っています。そのため、私たちはACP研修プログラムを「ACPiece」と名付けました。ACPieceは、各職種がどんなときも、患者・利用者さんの人生の物語の中にあるピースをキャッチしてつなぐための研修プログラムです。

そうそう、ロールプレーですので、お互い感想を言い合わないとですね。

西川先生、Hさんになりきってどうでしたか？

西川 大城さん聞き上手だから、思わずいろいろ話しちゃいました。でも、聞き上手って感じるのは、反復と沈黙をうまく使っているからですよね。ロールプレー中は気付かないものだけども、聞き上手だなぁと思うのは、相手の気持ちを受け止めて、言葉はそのままに返しているからなんですよね。

大城 はい。反復と沈黙を使うようになってから、患者・利用者さんの打ち明け話が怖くなくなりました。それまでは、どう反応したらいいか分からないので、そういう話になるのを避けてしまうこともあったのですが、今は、患者・利用者さんの感情を受け止めて、その気持ちを言葉にして返しています。「しっかり感情を受け止める」ことでコミュニケーションがしやすくなり、相手との距離が近くなることを実感しています。

読者の皆さんもぜひ恥ずかしがらずに、ロールプレーをしてみてください。初めはぎこちなく感じるかもしれませんが、だんだん自然にできるようになります。自分の気持ちを反復してもらえると「感情を受け止めてもらえた！」とうれしい気分にもなると思います。ロールプレーで練習しておくと、患者・利用者さんの想いや感情に注意が向きやすくなります。相手の抱える不安、気がかり、価値観など、人生の物語の中にある想いのかけら（ピース）をキャッチできるアンテナに磨きがかかってくると思いますよ。

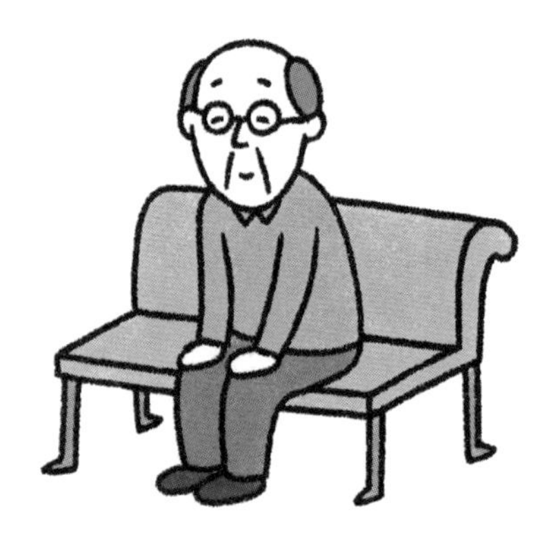

「もしものとき」について一緒に考える

ここでは、「もしものとき」すなわち、「命に関わる病気に直面しているとき」について、本人・家族と一緒に話し合えるようになることを目的とします。E-FIELD（2014年度版）で学んだことを基に説明します。

「もしものとき」について話すとなると、ハードルが高いと感じられるかもしれません。例えば、先ほどご紹介したHさんに対して、退院する際、もしくは退院後に、いきなり、「もしまた同じようなことが起こったらどうしますか？」と切り出したら、ストレートすぎますよね。その一方で、ストレートに言うのを避けようとすると、「……え～とですね。その、例えばですが……う～ん……」となってしまって、話が進みません。

実は、ここで解説するスキルを使うことで、話し合いはスムーズに進むはずです。まず、会話の進め方の基本として、以下の2つを覚えてください。

「もしものとき」について会話の進め方

① 本人が自分の病気をどのくらい理解しているのか、尋ねる
②「もしものとき」について考えた“経験”の有無を尋ねて、話し合いを始める

ご本人に対して病気について尋ねる際は、以下のように質問しましょう。

病気についての尋ね方

・◇◇さんの病気のことは、医師やご家族様からある程度の情報をいただいているので、大体のことは分かっているのですが、これからのことを考えていくためにも、◇◇さんが病気のことをどう考えているのかを伺いたいと思っています
・医師からは、病気のことについて、どのような説明を受けていますか?
・今後の治療のことや内容について、どのような説明を受けていますか?

このように会話を始められると、患者・利用者さんへの心理的な負担が少ない形で話し合いに入れるはずです。ここでも、88ページで紹介したコミュニケーションの大原則を忘れずに対応しましょう。

次に、これからどんなことを話し合いたいかを説明し、相手の了承を取ります。「もしものときのことについて、これから一緒に話し合いをしていきたいと思うのですが、よろしいですか？」と、尋ねるのがいいでしょう。

「もしものときについて話し合いをしてもいいか」と聞いた際に、「ノー」という返事や反応が返ってきたら、それ以上食い下がらず、やめましょう。一方、「いいですよ」と了承を得たら、次に進みます（**図14**）。

そして、「経験」を尋ねます。この経験というのは、考えたことがあるかどうかということで、以下のように質問しましょう。

「もしものときのことを考えて、お伺いするのですが……」と切り出して、「もし、前と同じような状況になったらと、考えたことがありますか？」や「病気で自分のことを自分でやれなくなったときや、できない状態になったときのことを、考えたことがありますか？」

「考えたことがありますか？」の質問には、2パターンの答えが想定されます。

「ありません」という場合は、考えたことがない、もしくは、話したくないという返事と受け止め、それで終了します。

「あります」という場合には、「もしよろしければ、詳しく教えていただけませんか？」「それは、どうしてですか？」と質問を続け、具体的な内容を教えてもらいましょう。本人に聞けない場合は、家

図14　「もしものとき」について考えた“経験”の尋ね方
（E-FIELD［2014年度版］を基に作成）

「考えたことがありますか？」と経験を尋ねて、
話し合いを始める

→ 話したくないとき：「ありません」で終了

「ある」→ **「もしよろしければ
詳しく教えていただけますか？」
「それは、どうしてですか？」**

check
- **「ある」と答えたときは、具体的に探ろう！**
- **本人に確認できない場合は、家族に伺おう！**

今まで、身近な人や友人で重い病気の方に
関わった**経験はありますか？**

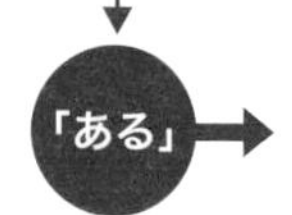

**「その時、どんなことを感じましたか？」
「詳しく教えていただけますか？」**

もし自分がおなじようになったら、
どうしようと**考えたことはありますか？**

これから一緒に話し合っていきたいと思うのですが、
よろしいですか？

check
**なかなか、もしものときを考えられない方もいます。
そんなときは、テレビや友人・身内を介した経験を
聞こう！**

族などの代弁者に同様に尋ねるといいでしょう。具体的な話の進め方は後ほど紹介します。また、何かお話しを伺えた際は、「それはどうしてですか？」と、そう考える理由を聞いていきます。「なぜそのように考えるのか」「なぜそうしたいのか」と理由を聞いていくことで、より深く、患者・利用者さんの希望を理解できるようになり、またどのような価値観をお持ちかが見えてくると思います。ですので、患者・利用者さんが話すことを嫌がっていなければ、「なぜ？」と、もう一歩踏み込んで聞きましょう。

ACPでは、「もしものとき」について話をしていく必要があります。そのため、「ありません」と言われた方においても、その後、何らかのタイミングを見計らって、話し合いを始めたいものです。一般的に、ご自分が差し迫った状態にない方は「もしものとき」についてなかなか考えられないものです。

そのような方に対しては、後日、テレビや、友人・身内での経験を伺って、そこから探索していきましょう。例えば、「今まで、身近な人や友人で病状の重い病気の方に関わった経験はありますか？」と尋ねてみましょう。

「経験がある」との答えを得たら、「その時、どんなことを感じましたか？」とか「詳しく教えていただけますか？」と話を進め、さらに「ご自分が同じような状態になったら、どうしようと考えたことはありますか？」と、やはり考えたことがあるかどうか、「経験」を伺います。

そして、「もしものときについて、これから一緒に話し合っていきたいと思うのですが、よろしいですか?」と、ACPの話し合いにつなぎましょう。

ここでの一番のポイントは、「考えたことがあるかないか」という経験を伺うことです。「どう考えているか」と何が違うのか? と思われる読者も少なくないと思いますが、経験を聞かれる方が、精神的な負担は少ないと考えられています。ホントかどうか、ぜひロールプレーで確認してみてください。加えて、「なぜそう考えるのか?」と理由を伺うことも忘れずに。

◆

109ページでやっていただいたロールプレーと同じです。2人ペアで進めましょう。まず、105ページで紹介したHさんを事例としましょう。Hさん役、聞き役を決め、後で交代してください。Hさん役の人は、Hさんの役作りをします。自由にHさん像を追加してかまいません。

ロールプレーは、10分です。聞き役は、Hさんに「もしものとき」について考えたことがあるかどうか、その経験を伺います。Hさん役は、少し意地悪をしてもいいですよ。「そんなこと考えたこともない」「そんな縁起でもないこと考えろっていうことは、私にとっとと死んでほしいと思っているの」と考えていると想定してもいいと思います。

終わったら、役を交代し、3分間役作りをした後、10分ほどロールプレーしてください。聞き役は、Hさんから伺ったHさんの想いや感情を紙に書いてまとめてください。

はい、スタート。
10分経過。ロールプレーを終わりにしましょう。

いかがでしたか。まず、ご本人が病状をどのように理解しているかを伺うことで、本人の話を聞く態勢が整い、スムーズに話し合いを始めやすいと感じませんでしたか。その後、「もしものとき」について考えたことがあるかという経験も聞きやすいのではないでしょうか。Hさん役のときはどう感じましたか。考えた経験の有無という、クローズクエスチョンがまず来ることで、素直に気持ちを打ち明けやすくなりませんでしたか。

ロールプレーですので、逆に「『もしものとき』どうしたいと考えていますか?」とお考えをダイレクトに聞くというシナリオでもやってみてください。聞かれたときの感覚、また聞きやすさの違いなど、ご自身が感じたことはとても貴重です。ぜひお仲間とどう感じたかを話し合ってください。

えっ？ 我々のロールプレーも見てみたいですか。

では以下に、私（大城）と西川とのロールプレーを一例として紹介します。今回は、大城がHさん役、西川が聞き役です。西川は病院から在宅診療を引き継ぎ、今日が初診日という設定にします。

西川（聞き役） こんにちは、Hさん。初めまして、医師の西川です。これから在宅でHさんを診させていただくことになりました。

大城（Hさん役） よろしくお願いします。

西川 さて、Hさん。病院の医師からは、Hさんの病状についてはきちんと引き継いでいます。ただ、これからのことを考えていくためにも、Hさんが病気のことをどう考えているかをお伺いしておいた方がいいと思っています。まず、病院の先生から病気についてどのような説明を受けているか、お伺いしてもいいですか？

大城 病院の先生には、今回の入院は肺炎で、その肺炎は食べたものとか、唾液とかが肺に入ってしまって生じたものだと聞きました。飲み込む力が弱くなっているので、また同じ肺炎になる可能性も高いと。また、きちんと薬を飲んでいても、脳梗塞が再発する可能性も高いとも言われています。

西川 食べ物や唾液が肺に入って肺炎を生じていて、また同じ肺炎になる可能性が高いと言われたのですね。また、脳梗塞が再発する可能性も高いと。今後の治療についてはどんな説明を受けましたか？

大城 嚥下のリハビリを頑張ること、あと、薬を飲み忘れないことと言われました。

西川 嚥下のリハビリを頑張って、薬を飲み忘れないよう言われているのですね。詳しくお話しいただき、ありがとうございます。退院できて本当によかったですね。これから一緒に頑張りましょうね。さて、お元気に退院できたからこそ、お伺いできるのですが、我々としては、やはりもしものときにも備えておきたいと思っています。もし、前と同じような状況になったらと、考えたことはありますか？

大城 そりゃあ、ありますよ。二度あることは三度あるって言うし。

西川 もしよろしければ、詳しく教えていただけませんか。

大城 今度また同じことになったら、もう退院できないとか、退院してもここに帰ってこられないかもしれないと不安ですよ。

西川 今度また同じことになったら、もう退院できないとか、退院してもここに帰ってこられないかもしれないと不安になられるのですね。退院できないとか、退院しても帰ってこられないことで不安になられるのは、なぜでしょうか。

大城 そりゃあ……。

西川 ……。（沈黙）

大城 そりゃあ……、今のように身の回りのことを自分でできなくなるってことでしょう。私はあんまり家族に負担をかけたくないから、家で死にたいとは思わないけど、でも、自分のことを自分でできない状態っていうのは嫌だね。

これまで解説したコミュニケーションのための基本ルールと、反復と沈黙をうまく使い、今回解説した、本人に病気をどのように理解しているかを尋ねた上で、「もしものとき」のことを考えたことがありますか？ とつないでいくと、ストレスなく話が進んでいきます。加えて、一歩踏み込んで、「なぜ？」と聞くと、相手の価値観が見えてくるような答えが返ってくるものです。踏み込むことに躊躇せず、「なぜ？」と聞いてみてください。ただ、私たちは普段、「なぜ？」とまで聞くことに慣れていませんよね。ぜひロールプレーでたくさん練習して、抵抗感を減らした上で、実践に生かしてください。

さらに踏み込んで 治療の選好を確認する

次に、患者・利用者さんの治療に対する考え方を理解するための尋ね方を考えましょう。最終的には、延命治療を望む、望まないという難しい話題にまで進めることを目標としますが、いきなり、「延命治療を受けたいですか?」と切り出すわけにはいきませんね。まずは、本人の不安や気がかり、疑問、希望、本人が大切にしていること、すなわち価値観を聞き、最後にその延長線上として治療に対する選好を確認しましょう。これも、E-FIELD(2014年度版)で学んだことを基に解説します。

命に関わる病気を抱えている患者・利用者さんは、「病気がもっと悪くなったらどうしよう……」など、様々な不安をお持ちです。しかし、その不安を周囲に打ち明けることができず、一人で抱え込んでいる方が少なくありません。患者・利用者さんの相談役となれた場合は、患者・利用者さんと、他の医療介護職や家族が良好なコミュニケーションができるよう、仲介役となることも意識したいものです。聞いておきたいことは、大きく分けて以下の3項目です。

- 治療や療養、生活での不安や気がかり、疑問
- 治療や療養、生活で大切にしていること(してほしいこと、してほしくないこと)
- 命に対する考え方

不安や気がかり、疑問を尋ねる

患者・利用者さんがどのような不安や気がかり、疑問を持っているか、それをお伺いする際は、「今の病気や治療のことで、何か不安に思うことや、分からないことはありませんか？」とストレートに聞きましょう。

「ありません」との答えが返ってきたら、「そうですか。では、もし何かお困りや不安があった時はいつでも言ってくださいね」と、今後、困った際には話してほしい、いつでも聞きますという自分の立ち位置を患者・利用者さんに告げて、ひとまず会話を終了させます。

「ある」という答えが返ってきたら、「もしよろしければ、その不安や分からないことについて詳しく教えていただけますか？」と続けます。また、既に他の医療介護職に話している場合もありますので、その有無を確認しましょう。「その不安や分からないことを、我々チームの誰かに相談したことはありますか？」

「ある」と、既に誰かに話していた場合は、「どんなことを相談されたんですか？」とその具体的な内容を教えてもらいます。

相談したことがないという答えの場合は、「もしよければ、聞いてみませんか？」と提案し、「もしよければ、私からその不安や分からないことについて話してもらえるよう、□□にお願いしましょうか？」もしくは「もしよければ、Hさんが不安に感じている事柄を、□□に伝えてもよろしいでしょうか？」と仲介役を買って出ましょう。

そして、仲介役を買って出るだけでなく、さらに一歩踏み込んで、不安や気がかり、疑問を具体的に教えてもらいましょう。

不安や気がかり、疑問の尋ね方

- もし、前回と同じような状態になったとき、Hさんの考えに沿って支援していきたいので、Hさんの治療についての考えや気持ちを伺っておきたいと思います
- もし、前回と同じ状態になった場合、どのように治療・療養を進めてほしいか、希望はありますか？
- 何か不安や気がかり、疑問はありますか？
- 「これだけは、やめて！」ということがあれば教えてください

などと伺いましょう。ここでは具体的に尋ねたいのですが、「もし」というように、あくまで仮定の話であることを強調すると、"圧"の少ないコミュニケーションになります。また「これだけはやめて！ ということ」と、説明すると分かりやすいでしょう。

希望や大切にしたいことを尋ねる

次に、患者・利用者さんの希望、大切にしていることも尋ねていきます。

ここでもできるだけ具体的に話してもらいましょう。そして、患者・利用者さんの希望や大切にしていることを何かしら聞き出せたら、その理由も伺いましょう。「もしよろしければ、どうしてそう考えられるのか、詳しく教えてもらえませんか？」と尋ねます。また、この際も、これまで学んできたように、「もしものときについて考えたことがあるか」という経験を尋ねることで話が進めやすくなります。

希望や大切にしたいことの尋ね方

- 病気が進み、体調が悪くなったとき、自分の想いを誰かに伝えられなくなったり、身の回りのことをが自分でできなくなることがあります
- もしものときのために、お伺いしたいのですが、どこでどのような治療や療養を受けたいか考えたことはありますか。具体的な希望や大切にされていることはありますか
- 身の回りのことができなくなったとき、これだけはしてほしくないということがあったら具体的に教えてください

などと尋ねていきましょう。そして、「なぜそのようにお考えかを詳しく教えていただけませんか」と理由もお伺いしましょう。

✤ 命に対する考え方を尋ねる ✤

具体的な治療やケアに関する選好をお伺いできたら、最後に、もう一歩踏み込んで、命に関する考え方についても探索しましょう。ここでも一般論から入るのが、心理的な負担が少ないといわれています。例えば、以下のような話し方です。

命に対する考え方の尋ね方

命に関わる治療の決断にあたっては、大きく分けて２種類の価値観を持つ方がいらっしゃいます。

1つは、つらい状況、例えば、苦痛が強かったり、障害や麻痺などで体が動かないなどの状態でも、「心臓が動いている＝生きている」、ことに大きな価値があるという考え

もう1つは、「心臓は動いている＝生きている」が、ある特定の状態、例えば、二度と目が覚めることはない、二度と家族や友人と笑い合えることができないなどの状態になったら、生きている価値がないという考え

この２種類で分けるとしたら、どちらがより自分の考えに近いですか?

さらに、医療の現状を知ってもらった上で、お考えを伺うのもいいでしょう。例えば、

医療選択についての尋ね方

病気の進行によっては、命を延ばす目的で治療をしていくと、痛みやだるさ、皮膚トラブル、浮腫、吐き気、感染症などの副作用や障害が出てくることがよくあります

もしも、そのような状況になったとしたら、どうしたいですか。人によって異なる考え方があると思うのですが、どれが一番、自分の考えに近いと思いますか?

・できるだけ長く生きること
・期間を決めて、まずは治療してみて、それから考える
・延命より、限られた時間を思うように過ごすこと
・家族に任せる

命に関する価値観をお伺いしたときも、なぜそのように考えるのか、その理由も併せて聞きます。「そのようにお考えになる理由を伺いさせてください」と尋ねましょう。

では、ここでロールプレーです。在宅療養中のHさんを事例としてやってみましょう。自宅に、Hさん、代弁者（長男）、在宅医、ケアマネジャーが同席。Hさんが「胃ろうは嫌」とつぶやいたという

場面からです。Hさんの命に対する考え方を尋ねてみましょう。

事例 **Hさん 82歳女性。**

- リハビリで誤嚥性肺炎は減ったものの、近ごろ、心不全が目立ち、動くと心不全で息苦しい。
- 心不全急性増悪で入退院を繰り返している。
- 退院後、在宅医の訪問に合わせて、代弁者（長男）、ケアマネジャーが同席。

私たちのロールプレーです。登場人物は4人。どんな会話になるかといえば、2パターン出てきました。

Hさん 次、悪くなっても、胃ろうは嫌なんだけど……。

ケアマネ 確かに、Hさん、以前から胃ろうは嫌っておっしゃっていましたね。

Hさん 自然に死なせてほしいのよ。

長男 先生、母はしたくないと言っていますが、胃ろうをしないとどうなるんですか。

在宅医 嚥下機能が落ちているので、確かに、近い将来、胃ろうが選択肢に入ってくると考えられます。もしも胃ろうをしないということですと、食べられるうちは食べていただきますが、食べられる量が減れば、その量にもよりますが、日にち単位で自然な最期となる場合もあります。

Hさん それでいいよ。

長男 点滴ぐらいはどうなの？

在宅医 点滴では、十分な栄養にはならず、水分補給程度の意味合いで、その効果には限度があります。もし、Hさんも希望するのであれば、中心静脈から高カロリー輸液をすれば、取れる栄養も増えます。

Hさん それも、もういいです。

Aパターン

ケアマネ Hさん、どうして、胃ろうも高カロリー輸液ももういいと思われるのですか。

Hさん 治療しても、若い頃のように元気になれるわけではないでしょう。この前、夫が夢に出てきたんですよ。「そろそろ、お前もこっちに来い」って言われました。また、夫と一緒になるのは、ちょっと嫌ではあるけど（ニヤリ）、まあ、そろそろかなぁと感じているんです。

長男 そうかぁ……。母さん。そんなことがあったんだ……。父さんも、あっちでさみしいのかなぁ。

ケアマネ そろそろかなぁと感じていらっしゃるのですね。

Bパターン

長男 点滴くらいしたらいいんじゃないの。

Hさん そこまで言うなら、点滴だけよ。

在宅医 点滴もご本人の負担になることがあるので、Hさんに害があると判断した場合はやめた方がいいと思います。

長男 そうなんですか。見殺しにするようで何かしてほしいと思っていたけど、逆に害があることもあるんですか……。

在宅医 そうなる場合もあるということです。そこは、我々がちゃんと評価しますから、安心してください。

Hさん （長男に対して）先生がいいようにしてくれるんだから、あんまり心配しなさんな。

長男 ……。

ケアマネ 点滴だけは、先生にお任せした上で、お受けになられるということですね。それはなぜですか？

Hさん 夫を見送ったときのことを、ふと思い出しただけよ。先に逝かれるのはつらいからね。できることはしたいっていう気持ち、私自身も強かったから、息子の気持ちもよく分かるよ。

ケアマネ 息子さん想いのHさんらしい選択ですね。

ここで、あえて2パターンのロールプレーの例をお示ししたのは、家族の気持ちをくんだ選択も、本人の意思として尊重したいと私たちは考えているからです。以前から考えてきたこと、それはACPとしてくまれてきた本人のお考えや気持ちですが、それは、もちろん本人の意思ですね。一方、今この段階、この状況下で、お考えが変わることもあります。それは、家族のことを考えた上での変更だったり、状況の変化に即した変更だったりするわけですが、今この段階でのお考えというのも、本人の意思です。私たちは、どちらも尊重すべきだと考えています。ただし、その際、特に重要なのは、本人に害が生じることがないように注意するという点です。Do not harmの大原則は、どのような場合でも守りましょう。

また、ACPは本人のためのものですが、残されるのは家族です。

家族に対して、"正論"で攻めすぎない。感情的にどうしても受け入れられない状況に直面している家族に対して、「お母さんだったら、どうしてほしいと想うでしょうか」と本人の意思の尊重ばかりに注力するのは、バランスが悪いと私たちは考えています。そのようなときは、家族の感情・気持ちを一度しっかり受け止めましょう。「お母さんは、こう言われてはいましたが、ご家族としては受け入れないこともありますよね」と、家族の感情に寄り添うことも、家族を大切にする文化を有する日本では、大切なのではないかと考えています。

「本人の意向を大切に、家族の気持ちも大切に」と、常に考えたいものです。そうなると、うまくいかないこともある。そう、うまくいかないこともあるってことも受け入れた上で、日本人のためのACPのあるべき姿を模索していきたいものです。

私たち医療介護職は、いつも、いつも、「最善を期待して、最悪に備える」

そんな心構えがあるといいのではないでしょうか。ですので、「もしものとき」について尋ねることは、決して悪いことではなく、大切なことですよね。

代弁者を尋ねて、どこまで委ねたいかを確認する

前項では、「もしものとき」についての話し合いをどう始めるかを解説しました。ここでは、「もしものとき」、すなわち本人の意思を確認できないようなときに、本人に代わって治療やケアを決定・判断する代弁者をどう決めるかについて解説します。ここでも、E-FIELD（2014年度版）で学んだことが土台になっています。

ACPは、患者・利用者さんの意思決定能力が低下したときにその威力を発揮します。ですので、早い段階で患者・利用者さんとともに代弁者を決め、その方とともに話し合いのプロセスを共有することが重要です。

まず、代弁者とは、どのような人を指すのでしょうか。本人に代わって、本人の意思を示さなければならないので、以下の2つを満たす必要があります。

代弁者の条件

- 本人にとって大切なこと、価値観、希望、譲れないことなど、人生の物語を共有している
- 本人の意思を尊重し、本人に代わって治療や介護を決定・判断ができる

誰を代弁者にしたいか、具体的にはどう尋ねたらいいかというと、以下をお勧めします。

「体調が悪くなって自分の想いを誰かに伝えられなくなったり、決めることができなくなることがあります（一般論）。そのようなとき、どうしたいか話し合ったことはありますか（経験）？」

この聞き方にはポイントが2つあります。1つは、「○○することができなくなることがあります」と一般論として伝えることです。言い方としては、

「今後、もし体調が悪くなったとき、自分の想いを誰かに伝えることができなくなることがあります」「状態によっては、病気の治療のことや介護のことを自分で決めることができなくなることがあります」などと説明しましょう。

2つ目のポイントは、「考えたことがありますか」と経験を聞くことです。心理的な負担が少なくなるはずです。

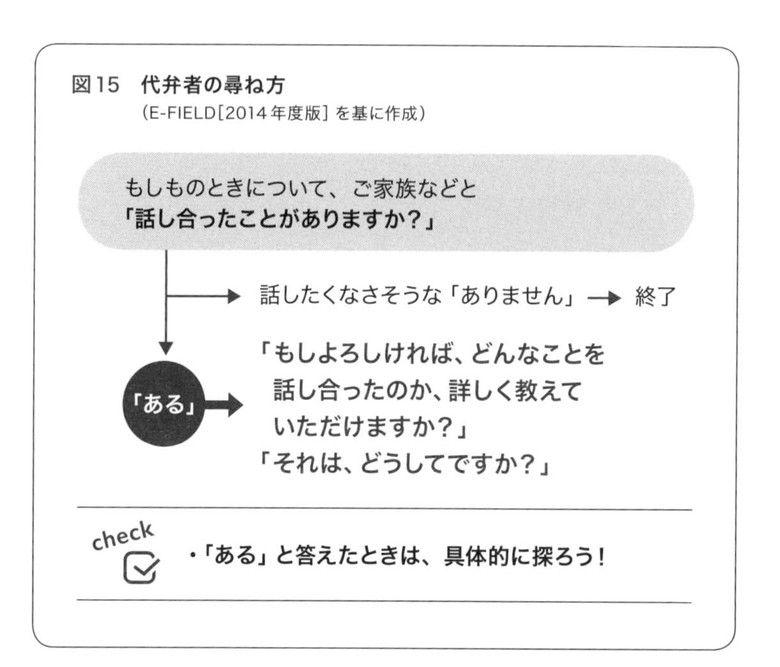

そして、「ある」とお答えになった患者・利用者さんには、どのような話し合いがされたかを伺いましょう。「もしよければ、そのことについて詳しく教えていただけませんか」と尋ねるといいでしょう（**図15**）。加えて、「それはどうしてですか？」と理由も聞いてください。

さらに、誰を代弁者としたいと考えているか、具体的に伺います。

医療介護職　自分の意思を伝えることが難しくなったときに、Hさんが大切にしていることをよく分かっていて、Hさんの代わりに、治療や療養についての判断ができる人はどなたですか？

患者・利用者さん そうだねぇ。長男かなぁ

医療介護職 長男さんでいらっしゃるのですね。なぜ、娘さんではなく、長男さんなんですか？

このように、まず、代弁者としてなぜその人を選んでいるのか、理由を聞いておきましょう。「一緒に住んでいるから」というような返事が多いかもしれませんが、中には、「実は、娘とはあんまり仲が良くなくて……」というような、患者・利用者さんの家族関係を垣間見れるような返事が来ることもあります。家族関係を理解しておくことも、患者・利用者さんの理解につながります。なにかにつけ「なぜ？」と一歩踏み込んでみましょう。とはいえ、この質問には「だって、長男だから……」というような日本の社会風土（？）を反映した返事が来ることが多いのが現実かもしれませんけれど……。

さあ、次です。次がとても大切です。代弁者になってほしいと考えていても、患者・利用者さんは、そのことを伝えていない場合がほとんどですので、代弁者になってほしい人、この場合は長男にそのことを伝えているかを確認します。

医療介護職 ご長男でいらっしゃるんですね。ご長男はＨさんがこのようなお気持ちでいらっしゃることをご存じですか。Ｈさんはご長男と病状や、今後の治療・療養について話し合ったことがありますか？

と聞きましょう。「うん。話している」と返事が来れば、「もしよろ

しければ、どのようなことを話し合ったのか、詳しく教えていただけますか？」とさらに具体的に聞いていきましょう。

一方、「まだ、話していない」という返事の場合は、「もしよろしければ、話してみませんか」と勧めます。

日ごろの日常会話の中で、「あなたに自分の代弁者になってほしい」ということを、何気なく伝えているつもりの患者・利用者さんは多いのですが、実際には、相手は代弁者になってほしいと思われていることなど露知らず、ということが多いです。また、何となく察している場合もありますが、そのような場合でも、病気や今後の治療、ケアの内容について本人と具体的に話し合っているケースはとても少ないのが現状です。

ここまで来たら次のステップとしては、代弁者として指名したい人も交えた話し合いを行います。

「もしよろしければ、次回の訪問までに□□さん（代弁者になってほしい人）にこのことを伝えて、次回、同席していただくことはできませんか？」

「分かりました」との返事が得られれば、次回、実際に代弁者候補を交えた話し合いを行います。

一方、困ったそぶりが見られた際は、無理に話を進めないよう注意してください。コミュニケーションの基本を思い出し、反復と沈黙で、相手の感情を読み取りましょう。

また、代弁者になってほしい旨を、どう話していいか分からないようであったら、「もしよろしければ、私から□□さんにHさんがこのような考えでいることを伝えてもよろしいでしょうか？」と仲介役を買って出てもいいでしょう。

「お願いします」と言われた場合は、その人に対して、「Hさんは、このようなお考えでいらっしゃいますが、今後、もし自分のことを伝えられることができなくなったときに、Hさんに代わって治療や療養を判断できますか？」などと聞きます。

「そんなこと急に言われても」などと、少しでもネガティブな反応が返ってきた場合は、無理に話を進めず、「突然のことで驚かれたと思います。大切なことですので、時間をかけて考えていただけませんか」などと、じっくり考えてもらう時間を設けましょう。

代弁者についてのチェックポイント①

・誰に委ねたい
・その人は知っているか
・その人と話し合ったことがあるか

ここまで学んだことについて、ロールプレーをしてみましょう。ロールプレーで聞きたいことは、「代弁者を考えているか？」「いる場合は誰か？」「なぜその人に代弁者になってほしいと考えるのか？」「代弁者になってほしい人は、自分がそう考えていることを知っているか？」「次回、代弁者になってほしい人も一緒に話し合いができるか?」です。ここでも、コミュニケーションの基本、沈黙と反復、一般論として尋ねるなど、これまで学んだスキルを駆使して会話を進めてみましょう。

代弁者に「どこまで託すか」も大切な確認事項

代弁者をどう決めるか分かった、とお考えの読者の方々、実はもう一つ大切なことがあります。それは、「どこまで託すか」も確認する必要があるという点です。代弁者の出番となるような段階では、患者を取り巻く状況は刻一刻と変化します。そのため、今の時点では本人は希望していない治療やケアが、医療介護者側から選択肢として提示される可能性があるのです。

例えば、よくあるのは、本人は最期まで自宅で過ごしたいと希望していても、介護者の負担が大きくなりすぎて自宅で療養することが難しくなったり、病状が変わって今は希望していない治療が最も良い治療選択肢となる場合などがあります。そのため、どこまで代弁者に委ねたいかもきちんと確認しておきましょう。

医療介護職　もし、代弁者の□□さんが、Hさんの代わりに治療やケアについての判断をしなくてはいけなくなった場合、□□さんは、①今までHさんと話し合ってきたHさんの希望や意向、②医療者から伝えられた病状や医療側の考え、③□□さん自身がHさんへしてあげたいこ

> とを、考えなくてはならないときが出てきます。この3つが一致しないとき、□□さんはとても悩まれるでしょう。そのため、お伺いしたいのですが、自分の希望する治療と違っても、委ねた□□さんと医療・ケアチームが、しっかり話し合った上で、Hさんにとって良いと思われる治療を選ぶことを受け入れますか？

と伺います。「はい」との返事があれば、代弁者に全ての選択を託すとの意思表示となります。代弁者は、そのような場合、本人の価値観や選好を思い起こして、本人が一番望むであろう選択をするように努力します。

「いいえ」との返事があれば、代弁者に全ては託さないという意思表示となります。まず、「それはどうしてですか？」と理由を伺いましょう。ここは、その患者・利用者さんのナラティブをお伺いできる大きなチャンスです。普段の会話では伺えないような、心の底にしまってある想いをお伺いできるはずです。また、代弁者に全てを委ねられないという方では、ACPの重要性がより高まります。状況次第でご本人自身の意向も変化することが多いことも前提に、話し合いを進めてください。

例えば、ある手技を事前に拒否していたとしても、苦痛が強く、その苦痛はその手技でしか取り除くことができない状況になったら、その手技を望む人が多いのが現状です。そのような一般論をお伝えしながら、どう考えるかをどこかのタイミングで確認しておきたいものです。

代弁者についてのチェックポイント②

・代弁者の役割を共有する
・代弁者にどこまで託すかを共有する

◆

では、ここでロールプレーに移りましょう。

今回のロールプレーは、代弁者が決まっており、その代弁者にどこまで委ねるかを確認するものです。患者・利用者本人、代弁者、そして聞き役の3人のグループを作ってください。そして、105ページのHさんの事例を基に、「○○することができなくなる」ということを一般論として説明します。例えば、「肺炎により意識がもうろうとして、自分で治療の同意ができなくなることがある」など。そのようなときに、「自分が希望していた治療・ケアと違ってしまっても、委ねている□□さんが、医療者と相談の上で、Hさんにとって良いと思われる治療・ケアを選ぶことを受け入れますか?」

もしくは、「どのような状況になっても、□□さんに自分の考えと違う治療・ケアを選んでほしくないですか?」と聴きましょう。

10分間、役になりきって会話をした後は、役を交代して、再度ロールプレーをしてみましょう。そして、最後に、どのように感じたか、お互いにフィードバックしてみてください。

我々のロールプレーも紹介しておきます。今回、3人で行うということで、西川、大城に加えて、日経メディカル編集部のK編集者に登場いただきましょう。いきなりですが、Hさん役をK編集者に、西川が代弁者、大城が聞き役です。

大城（聞き役） こんにちはHさん。今日は、もしものときに自分のことを委ねたいと思っている息子さんとご一緒にお話しさせていただきます。よろしくお願いします。

Hさん（K） こんにちは。息子の満則に来てもらいました。よろしくお願いしますね。

西川（代弁者の息子） よろしくお願いします。

大城 満則さんはご長男さんで、一緒にお住まいですよね。もしものとき、Hさんに委ねたいと言われて、いかが思われましたか。

西川 まあ、長男ですし、正直、代弁者というものはよく分からないですが、自分が母のことは最期まで面倒を見るんだとは思っていましたので。

大城 代弁者というのは、ご本人が意思表示できなくなったときに、ご本人に代わって、本人の意思や選好をお示しいただく方です。ご本人をよく知る方でなければ、「本人だったらこう考えるだろう、これを選ぶだろう」とはなかなか言えないので、ご本人をよく知る方になっていただいています。あくまで、ご家族としてではなく、ご本人の代弁者になっていただくという方です。

西川 家族としての都合や望みはさておき、本人の意思を代弁するってことですよね。

大城 そうです。ご本人の意向とご家族の意向が割れることがあるんです。例えば、ご本人はご自宅で過ごしたいと思っているけれども、ご家族が介護を十分できないなどの理由で施設入所を希望されるような。

西川　代弁者になっても、家族としての意見は言えるんですか。

大城　それは、もちろん。代弁者として、ご本人はこう想うだろうというのとは別に、ご家族としてどうお考えかは別の話ですし、それはそれで大切です。

K　なんだか、私の話になかなかならないねぇ（笑）。

大城　ごめんなさいね、Hさん。では、そろそろ始めましょうね。Hさん、今日は代弁者の息子さんに、どこまで託したいかということをお伺いしたいと思っています。

K　なんだかよく分からないねぇ。

大城　自分が希望していた治療と違ってしまっても、委ねている息子さんが、先生と相談の上で、Hさんにとって良いと思われる治療を選ぶことを受け入れるかどうか、ということです。

K　うーんと。どんな治療を希望するかって言われても、正直、私には治療の内容はよく分からないよ。

大城　そうですね。でも、この前、「胃ろうは嫌」とおっしゃっていませんでしたっけ。

K　胃ろうって、あの、胃から栄養を入れるっていう？　そりゃそうよ。口から食べられないなら、それ以上のことをしてほしくないよ。

大城　そうですよね。でも、一時的に胃ろうにして十分な栄養を投与することで再度回復して口から食べられるようになるということもあるんです。その可能性が高い場合、もし、Hさんが「胃ろうは嫌」とおっしゃっていたとしても、もう一度食べられるようになるなら、息子さんと相談して一時的に胃ろうから栄養を投与する選択をしてもよいかというのが、質問です。

K　息子は優しいから、先生方に勧められれば断れないのよ。でもね、私は正直、その後に元気になる可能性がとっても高いとしても、胃ろうは嫌です。というよりも、そうなったら栄養を取らず、自然に死なせてください。

大城　元気になる可能性が高くても胃ろうは嫌なんですね。自然に死なせてほしいんですね。Hさん、なぜ、そう想われるのでしょうか。

K　……。そうだねぇ。何でだろう。あんまりちゃんと考えたことがないけど……。元気になる可能性が高いっていっても、今のこの状態よりも元気にはならないでしょう。今の状態だって、いろいろたいへんなのに。たいへんな時間ばかり長くなるようで、もうそろそろいいかな、と想うのよ。今まで十分治療してもらっているし。もう十分ですよ。

大城　もう十分治療を受けられたと想われているのですね。

西川　驚いたな。お母さん、そんなこと考えていたんだね。お母さん、かっこいいな。

K　何言ってるのよ。あんたも、母さんみたいに、みんなに大切にされて長生きしたら分かるわよ。私はもう十分。それより、孫たちの面倒ちゃんと見てやんなさいよ。

とかく「そのときが来たら考える」と大切なことを考えることを後回しにしがちですが、それができない状況が必ず出てきます。人生の最終段階に近づくと、認知症やせん妄などの影響で、約7割の患者・利用者さんが自分で判断できなくなるといわれています。そして、そのような状況では、本人の想いを知らないと、どんな選択をしたらいいのかという判断がとても難しくなってしまいます。

ですので、そのような状況になる前に、全面的に託すか託さないかを具体的に聞いておきたいものです。

代弁者にどこまで託すかはとても大切ですので、質問の仕方を変えて何度か確認してもいいでしょう。例えば、「どのような状況になっても、□□さんに自分の考えと違う治療を選んでほしくないと思いますか?」という逆の質問もしてみましょう。「はい」との返事があれば、代弁者に全ては託さない、「いいえ」との返事があれば、代弁者に全ての選択を託すとの意思表示となります。

さて、ここまでで、大切なことをたくさん話してもらいましたね。大切なことを話すと、本人・家族の心は沈みがちです。ですので、話し合いは「聞いて終わり」にしないでください。最後は必ず、相手をねぎらう言葉で終わりましょう。

「今日はお気持ちを聴かせていただき、本当にありがとうございました」「私たちは、Hさんの気持ちを尊重した上で、Hさんにとって良いと思われる、治療や療養、生活ができるよう、これからも一緒に話し合っていきたいと思っています。何か分からないことがあれば、何でも言ってくださいね」「Hさんらしさを大切にできるよう、私たちは何度でも話し合いますので、遠慮しないでくださいね」というようなまとめの声掛けをしてください。

ACPを実現するためにも、Hさんの気持ちを皆で共有する必要があります。そのため、加えて以下のように、お伺いした内容をチームで共有することへの許諾も得ましょう。

「今日のお話を、Hさんに関わるチームで共有してもよろしいでしょうか?」「いいよ」と言っていただけたら、話の内容をカルテや介護録などに記載し、チームで共有しておきましょう。

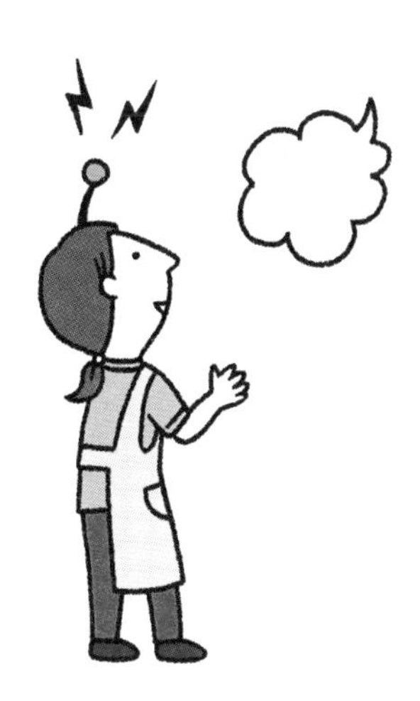

代弁者と医療選択について話し合う

長らくお付き合いくださってありがとうございます。この項で最後となります。最後は、患者・利用者さんご本人ではなく、代弁者と医療選択についてどのように話し合ったらいいかを見ていきましょう。まず、事例です。

事例　Hさん 82歳女性。

誤嚥性肺炎で入退院を繰り返している。主治医は嚥下機能評価の結果、今後、口からの食事摂取ではなく、人工栄養法（胃ろう）の選択をHさんの長男に提案したが、家族だけでは決められず悩んでいる。

ACPに興味をお持ちの方は、恐らくこのような状況で悩む患者家族にどう対応したらいいか分からないという経験をされているのではないでしょうか。私（大城）も、似た状況下のご家族に相談され、どう対応していいか分からず、「先生とよく相談して決めてください」と逃げてしまった苦い経験があります。

このような状態でも、ACPの基本スキルを押さえれば、対応できるようになります。大原則は、「対話の中から、本人が好むであろう選択を推定し、治療やケアに反映させる」ことです。ただし、そうはいっても、やはり決められない場面はありますので、そのようなときは、以下を検討します。

・その治療をするしない、それらの選択が持つ問題を取り上げる
・一旦保留も一つの選択肢とする

家族などの代弁者との会話は、本人との会話と同様に、まず、代弁者が病状をどのように理解しているかを質問することから開始します。そして代弁者の、療養や生活での不安や疑問を、さらに希望や大切にしたいことを尋ねていきます。その上で、本人の希望や大切にしたいことを一緒に推定していきます。質問の仕方はこれまで学んできたものと同じです。

代弁者がどのように病状を理解しているかは、ご本人に伺ったときと同様、以下のように聞きましょう。ここでも、E-FIELD（2014年度版）を基に説明します。

代弁者に対する病気についての尋ね方

・Hさんの病気のことは、医師から情報をいただいているので、大体のことは分かっているのですが、これからのことを考えていくためにも、長男さんが病気のことをどう考えているのか、伺いたいと思っています
・医師からは、病気のことについて、どんな説明を受けていま

すか？

・ 今後の治療や療養のことについて、どんな説明を受けていますか？

などと尋ねます。その上で、代弁者に対して、代弁者自身の不安・疑問、希望や大切にしたいことを伺います。

代弁者本人の考えの尋ね方

・ 医師から、今回胃ろう（胃に直接穴を開け、そこからチューブを入れて栄養を入れる）の選択の提案を受けたということですが、胃ろうについてはご存じですか？

・ 胃ろうについては、何か具体的なイメージはお持ちですか？

・ 長男さんは、胃ろうについてどんなお考えをお持ちですか？何か不安や気がかり、疑問はありますか？

このように、代弁者自身の認識と考えを伺った上で、本人がどのように考えていたかを具体的に推定します。そのときの聞き方としては、まず、本人の希望や大切にしたいことを推定しますが、以下のように、話し合った“経験”について尋ねると“圧”の少ないコミュニケーションとなります。

「もしものとき」について話し合った“経験”の尋ね方

・口から食べることができなくなったときはどうしよう？ とか、胃ろう（経管栄養）のことなどを、Hさんと話し合ったことがありますか？

・Hさんは前に、口から食べられなくなったときのことを話していたことはありますか？

既に、話し合ったことがあるという場合には、「もしよろしければどんなことを話し合われたか具体的に教えてください」と、その内容を具体的にお伺いしましょう。

ご家族が本人と話し合った経験があったり、具体的なイメージを持っているときは話が進めやすいですが、もしあまり具体的に話し合いがされていないときは次のように切り出していきます。

意思を推測するための尋ね方

・もし、Hさんなら、どうお考えでしょうか？

・Hさんが、大切にされていることや、これだけは嫌といったことが、思い浮かびますか？

・Hさんの身近な人が同じような状況を経験されたことはないでしょうか。もしあれば、そのとき、どんなことをおっしゃっていましたか？

このような質問をすることで、代弁者がHさんの過去の言葉や生活から、Hさんの気持ちを推測しやすくなります。続いて具体的な話に移っていきます。まず、自分たちができる限り患者さんの意向に沿った治療をしていきたいと考えていることをお話しします。例えば、「私たちは、できる限りHさんの希望に沿った医療・ケアを行うことができるように話し合いたいと思っています」と、大前提を提示します。

その上で、現在の病状や治療の選択肢についてお話をしていきます。治療の選択肢については、それぞれのメリットやデメリットをできる限り詳しく、図表や説明用紙を使いながら分かりやすく説明しましょう。

また、すぐに結論を出せない場合もありますので、一旦保留にして、考える時間を取ってもらうことも大切です。ただしその場合、保留にすることで生じる影響もお伝えする必要があります。例えば、胃ろうにするかどうか決められない場合、結論が出せるまでの対応と、それが持つメリット・デメリットを伝えましょう。

例えばこの事例は、経口摂取を続けることで誤嚥性肺炎を繰り返したり、十分な栄養を摂取できない可能性、十分な栄養を摂取させるための胃ろう以外の選択肢として経鼻胃管があるが、経鼻胃管では鼻の違和感などで患者本人のQOLが低下する場合があることなどを説明したいですね。

医療介護職からも、本人の最善となる選択肢を提示したいものです。しかしその提示が、本人にとっての最善とは限りません。様々な人生の物語や生活の事情があるからです。ですので、「現状では、私たちとしては、△△が一つの方法かと考えますが、いかがでしょうか?」と、語尾に「いかがでしょうか?」との問い掛けをつける形で提示しましょう。

家族の感情への配慮も大切

ACPとは、本人の意思を尊重するために行うものです。ですので、基本は「本人だったら何を望むか」となります。とはいえ、先にも述べましたが、家族への配慮もとても大切です。代弁者には、本人に代わって選択してもらうというたいへんな役割があり、かつ、代弁者の多くは家族であり、家族としての感情も揺れ動きます。ですので、代弁者として本人の最善を考えていただく一方で、家族としての要望もしっかり表明してもらい、代弁者に過度なストレスが生じないよう配慮したいものです。

ACPは理と情の間で揺れ動きます。「頭では分かっているけど……」。そんな家族の感情を、これまで紹介してきた技術を駆使して受け止める。まず、そのステップをないがしろにしないこと。家族からも、「理解者」と感じてもらえる存在になることを目指しましょう。

「本人の意向を大切に、家族の気持ちも大切に」としていると、やはりうまくいかないこともあります。頑張っても「うまくいかないこともある」のです。だって、人生の最終段階における選択です。一生懸命考えて、これがベストと決断しても、その後、「やっぱりああしておけばよかった、こうしておけばよかった」と後悔するのが感情を持つ人間です。ACPは人権活動ですから、後悔がつきものなんです。試験問題のように正解があるものではありません。

「なんか、たいへんだな。今日からできるACPの実践書の最後がこれかよ」と読者の皆さんに受け止めていただけると、逆に私たちは、ここまで書いてきてよかったとうれしくなります。ACPって、そういうもの！　なのです。ちゃんとやるのはとってもたいへん。だけど、とっても大事。

ぜひ、本書の内容を現場に生かして、一緒にACPを広めていきましょう！

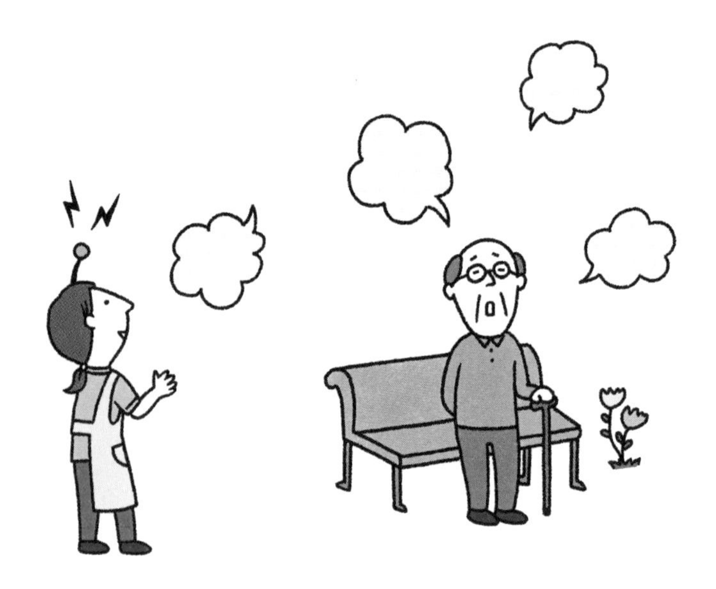

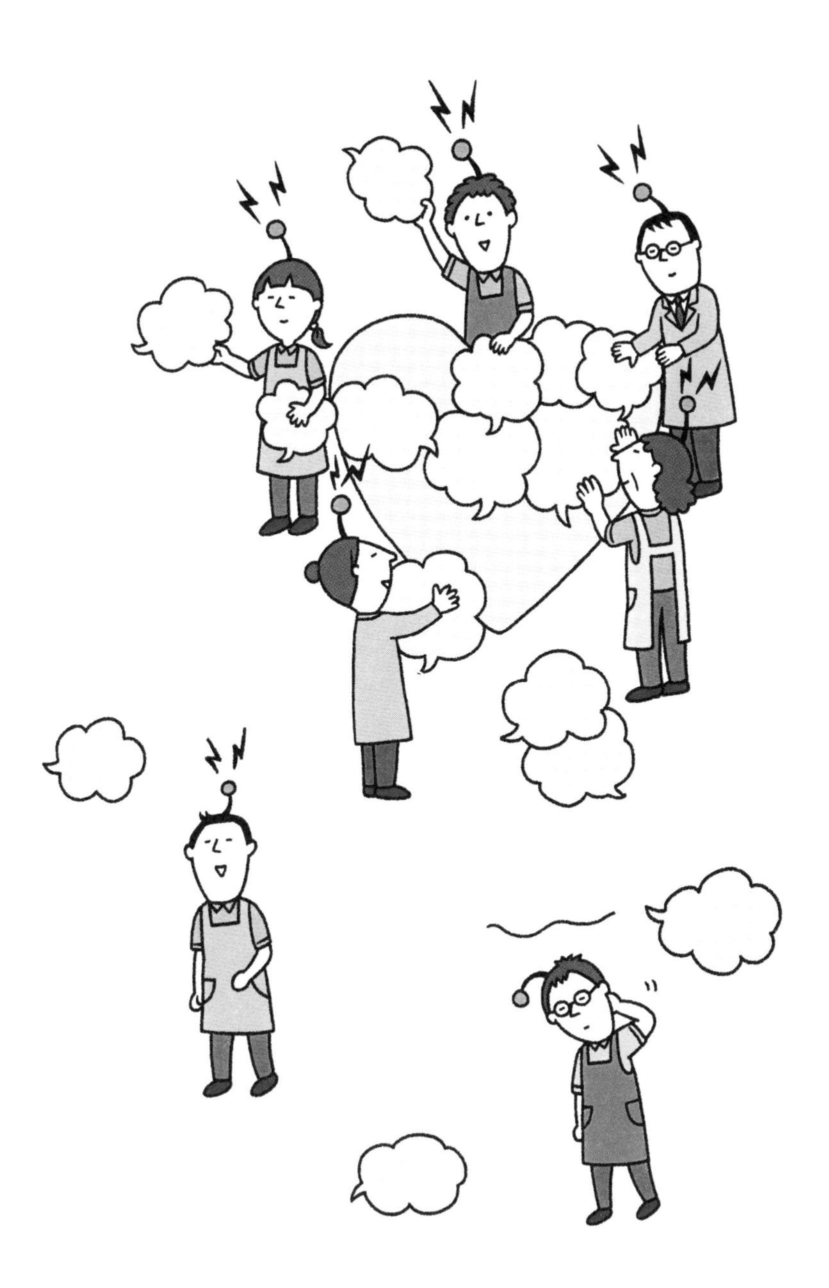

参考資料 1

人生の最終段階における医療・ケアの決定プロセスに関するガイドライン

厚生労働省　改訂 平成30年3月

1　人生の最終段階における医療・ケアの在り方

①　医師等の医療従事者から適切な情報の提供と説明がなされ、それに基づいて医療・ケアを受ける本人が多専門職種の医療・介護従事者から構成される医療・ケアチームと十分な話し合いを行い、本人による意思決定を基本としたうえで、人生の最終段階における医療・ケアを進めることが最も重要な原則である。

また、本人の意思は変化しうるものであることを踏まえ、本人が自らの意思をその都度示し、伝えられるような支援が医療・ケアチームにより行われ、本人との話し合いが繰り返し行われることが重要である。

さらに、本人が自らの意思を伝えられない状態になる可能性があることから、家族等の信頼できる者も含めて、本人との話し合いが繰り返し行われることが重要である。この話し合いに先立ち、本人は特定の家族等を自らの意思を推定する者として前もって定めておくことも重要である。

②　人生の最終段階における医療・ケアについて、医療・ケア行為の開始・不開始、医療・ケア内容の変更、医療・ケア行為の中止等は、医療・ケアチームによって、医学的妥当性と適切性を基に慎重に判断すべきである。

③　医療・ケアチームにより、可能な限り疼痛やその他の不快な症状を十分に緩和し、本人・家族等の精神的・社会的な援助も含めた総合的な医療・ケアを行うことが必要である。

④　生命を短縮させる意図をもつ積極的安楽死は、本ガイドラインでは対象としない。

2　人生の最終段階における医療・ケアの方針の決定手続

人生の最終段階における医療・ケアの方針決定は次によるものとす

る。

（１） 本人の意思の確認ができる場合

① 方針の決定は、本人の状態に応じた専門的な医学的検討を経て、医師等の医療従事者から適切な情報の提供と説明がなされることが必要である。

そのうえで、本人と医療・ケアチームとの合意形成に向けた十分な話し合いを踏まえた本人による意思決定を基本とし、多専門職種から構成される医療・ケアチームとして方針の決定を行う。

② 時間の経過、心身の状態の変化、医学的評価の変更等に応じて本人の意思が変化しうるものであることから、医療・ケアチームにより、適切な情報の提供と説明がなされ、本人が自らの意思をその都度示し、伝えることができるような支援が行われることが必要である。この際、本人が自らの意思を伝えられない状態になる可能性があることから、家族等も含めて話し合いが繰り返し行われることも必要である。

③ このプロセスにおいて話し合った内容は、その都度、文書にまとめておくものとする。

（２） 本人の意思の確認ができない場合

本人の意思確認ができない場合には、次のような手順により、医療・ケアチームの中で慎重な判断を行う必要がある。

① 家族等が本人の意思を推定できる場合には、その推定意思を尊重し、本人にとっての最善の方針をとることを基本とする。

② 家族等が本人の意思を推定できない場合には、本人にとって何が最善であるかについて、本人に代わる者として家族等と十分に話し合い、本人にとっての最善の方針をとることを基本とする。時間の経過、心身の状態の変化、医学的評価の変更等に応じて、このプロセスを繰り返し行う。

③ 家族等がいない場合及び家族等が判断を医療・ケアチームに委ねる場合には、本人にとっての最善の方針をとることを基本とする。

④ このプロセスにおいて話し合った内容は、その都度、文書にまとめておくものとする。

（３） 複数の専門家からなる話し合いの場の設置

上記（1）及び（2）の場合において、方針の決定に際し、

・　医療・ケアチームの中で心身の状態等により医療・ケアの内容の決定が困難な場合

・　本人と医療・ケアチームとの話し合いの中で、妥当で適切な医療・ケアの内容についての合意が得られない場合

・　家族等の中で意見がまとまらない場合や、医療・ケアチームとの話し合いの中で、妥当で適切な医療・ケアの内容についての合意が得られない場合

等については、複数の専門家からなる話し合いの場を別途設置し、医療・ケアチーム以外の者を加えて、方針等についての検討及び助言を行うことが必要である。

参考資料 2

日本老年医学会

「ACP推進に関する提言」 2019年

https://www.jpn-geriat-soc.or.jp/press_seminar/pdf/ACP_proposal.pdf

一般社団法人 日本老年医学会

倫理委員会「エンドオブライフに関する小委員会」

委員長	葛谷　雅文	名古屋大学大学院医学系研究科 発育・加齢医学講座 地域在宅医療学・老年科学分野（老年内科）
副委員長	会田　薫子	東京大学大学院人文社会系研究科 死生学・応用倫理センター 上廣死生学・応用倫理講座 特任教授
委員	片山　陽子	香川県立保健医療大学 保健医療学部看護学科 教授
	勝谷　友宏	医療社団法人 勝谷医院 院長 大阪大学大学院医学系研究科 臨床遺伝子治療学寄付講座 招聘教授
	西川　満則	国立長寿医療研究センター 緩和ケア診療部 エンド・オブ・ライフケアチーム 医師
	平原佐斗司	東京ふれあい医療生活協同組合 梶原診療所 所長
	三浦　久幸	国立長寿医療研究センター 在宅連携医療部長

一般社団法人 日本老年医学会 理事長

樂木　宏実	大阪大学大学院医学系研究科 老年・総合内科学講座 教授

■はじめに

長寿社会の日本において、一人ひとりの高齢者が最期まで本人らしく生きることができるよう支援し、その目的に資するよう医療・ケアを提供することの重要性はますます高まっている。

さまざまな高度医療が汎用される一方、価値観が多様化している現代、個別性を重視した医療・ケアの提供に関する社会的要請は増すばかりである。また、インターネット関連の通信技術の急速な進展によって医療情報を含めさまざまな情報が氾濫するなか、医療・ケアチームによる適切な意思決定支援の重要性も一層増している。

この課題に対応するため、人生の最終段階に至るまで一人ひとりを尊重しつつ医療・ケアの意思決定を支援する具体的な方途としてAdvance Care Planning（ACP）に注目が集まっている。ACPはリビング・ウィルなどの事前指示の不足を補いつつ発展してきたものである。

しかし、ACPはそもそも英語圏で概念形成され実践が進められてきたため、その役割や方法論の理解は容易ではない。ACPを適切に理解し活用していくためには、日本の文化や制度を含めた社会環境における適用方法を検討しつつ普及を図る必要がある。

そこで、日本老年医学会は高齢者医療・ケアを専門領域とする学会として、これを自らの喫緊の課題と認識し、全国の医療・ケア従事者に対して、日々の活用を視野に、「ACPの推進に関する提言」を発表することとした。高齢者にとって医療とケアは連続的なものであり、本提言は高齢者医療と介護の領域において幅広く適用されるべきものである。

本提言が臨床倫理の指針の一つとして医療・介護の現場にて活用され、それによって本人を人として尊重する意思決定支援が積み重ねられ、それが本人を中心とする医療・ケアの文化の創成につながっていくことを念願している。

なお、本提言は厚生労働省「人生の最終段階における医療・ケアの決定プロセスに関するガイドライン」および本学会の「立場表明2012」と「高齢者ケアの意思決定プロセスに関するガイドライン―人工的水分・栄養補給の導入を中心として」と共通の理念によって策定されている。

■ ACPの定義化と提言の目的

ACPは英語圏からの輸入概念であり、また、英語圏でも国や専門分野、論者によって定義に幅がみられ、日本における理解と実践に混乱がみられる。そうした状況に鑑み、日本におけるACPの適切な理解を推進するためACPの定義化に取り組み、その定義によって医療・介護の実践が促進されるよう本提言の策定に取り組んだ。

■ ACP（advance care planning）の定義

「ACPは将来の医療・ケアについて、本人を人として尊重した意思決定の実現を支援するプロセスである」

＊ ACPの実践のために、本人と家族等と医療・ケアチームは対話を通し、本人の価値観・意向・人生の目標などを共有し、理解した上で、意思決定のために協働することが求められる。ACPの実践によって、本人が人生の最終段階に至り意思決定が困難となった場合も、本人の意思をくみ取り、本人が望む医療・ケアを受けることができるようにする。

■ ACPの目標

本人の意向に沿った、本人らしい人生の最終段階における医療・ケアを実現し、本人が最期まで尊厳をもって人生をまっとうすることができるよう支援することを目標とする。

■ ACPの対象とACPを開始する時期

ACPの主体は医療・ケアを受けるすべての人であり、本提言はすべての世代を対象としているが、長寿社会である日本において、ACPの主体の多くは高齢者である。人生の最終段階を見据え、がんか非がん疾患かを問わず、通院あるいは入院にて医療を受けている本人はその医療機関においてACPを開始することが望ましい。また、医療を受けていない高齢者においても、要介護認定を受ける頃までにはACPを開始することが望ましい。すでに介護施設に入所している高齢者においては、その施設において直ちにACPを開始すべきである。すでに意思表示が困難な状態となっている場合であってもACPの開始を考慮すべきである。

近い将来には要介護の段階や健康段階を問わず、できるだけ早めに、可能な場合は壮年期からACPを開始することが推奨される。疾患や障がいによっては小児期や青少年期から行う場合もある。

■ ACPの実践者

ACPの実践者は、本人、家族等、そして本人に関わる多職種の医療・ケア従事者である。

■ ACPファシリテーター

ACPファシリテーターとは、本人の価値観や意向、人生の目標に一致した医療・ケアの意思決定を実現するために、本人、家族等、医療・ケアチームと協働し、本人中心の意思表明や意思決定のための対話を促進する熟練した医療・ケア提供者らである。

医師、看護師、訪問看護師、メディカルソーシャルワーカー、介護支援専門員（ケアマネジャー）、高齢者施設の生活相談員らが対話のプロセスを適切に進めるACPファシリテーターとなりうるが、これらの職種に限らず、本人の心身の状態と療養の場によって、医療・ケアチームのなかで最も適任な職種・スタッフがファシリテーターを務めることが望ましい。

■ ケア・プランニングとACP

ACPは事前指示の不足を補う形で発展してきた背景があり、そもそもは、将来、人生の最終段階に至り本人が意向を表明することが困難となったときに、本人が望む医療・ケアを受けることができるよう備えることが意図されていた。

しかし、本人がすでに何らかの医療・ケアを受けている状態にあるときに、現在進行中のプロセスであるケア・プランニング（care planning）を抜きに、人生の最終段階の医療・ケアについて検討することは現実的でないだけでなく、本人にとって最良の医療・ケアを切れ目なく実現するために適切ではない。したがって、本提言では、ケア・プランニングとACPを連続的なものとみなす。

■ 生命と人生の考え方

WHOの緩和ケアの考え方に則り、生命を肯定し、死にゆくことを正常な過程と捉える。一人ひとりが生きるプロセスは本人の人生の物語りのプロセスであり、人生の物語りの土台として生物学的な生命がある。医療・ケアは本人の人生の最終段階に至るまで、本人の人生の物語りをより豊かにすること、少なくともより悪くしないことを目指して提供されるべきである。

■ 意思決定プロセスのあり方

医療・ケア従事者は本人および家族や代弁者らとの共同意思決定、すなわち、十分なコミュニケーションを通し、関係者皆が納得できる合意形成とそれにもとづく選択と意思決定を目指す。

共同意思決定においては、医療・ケアにおける意思決定の分岐点で利用可能なすべての治療・ケアの選択肢を挙げ、各選択肢のメリットとデメリットを比較検討する。そして、本人の人生にとっての最善の実現のために関係者皆でよく話し合い、一緒に考えるコミュニケーションのプロセスを通して、皆が納得できるよう合意を形成し、意思決定する。

目指すべきは、本人を中心とする協働行為としての意思決定プロセスの実現であり、これが本人を人として尊重し支えるプロセスになる。そうすることによって、本人が言語および非言語によって意向を表明することが難しくなった段階でも、本人の意向を汲み取り、適切に推定し尊重することが可能となる。

■ 継続的な対話が意味すること

ACPにおいては、本人、家族等、医療・ケア従事者が継続的に話し合う。しかし、対話そのものは目的ではなく、手段である。話し合いによって本人の価値観や意向を知り、それを理解し、本人の意思を尊重した医療・ケアを実現することを目指す。

また、対話によって信頼関係が醸成されるため、本人の真意をより適切に把握することができるようになる。同時に、本人のおかれた状況や真意について家族の理解も促進されるため、より適切に合意形成へのプロセスをたどることが可能になる。

ACPにおける話し合いは、病状や療養環境などの変化に応じ、また変化を予測したうえで基本的に複数回行われるが、それは単に対話の回数が多ければ多いほどよいということを意味しない。対話の質が問題である。

対話の質とプロセスを重んじるACPは「行う」ものであり、「取る」ものではなく、「書く」ものでもない。

■ ACPのプロセスにおいて話し合う内容

ACPのプロセスにおいて、本人の価値観、信念、思想、信条、人生観、死生観や、気がかり、願い、また、人生の目標、医療・ケアに関する意向、療養の場や最期の場に関する意向、代弁者などについて話し合うことが望ましい。

■ 本人の意向の文書化とその意味

リビング・ウィルなどの事前指示書の作成は適切な時と場面において推奨されるが、そうした文書は一度記載すれば完成版となるものではなく、本人の意向の変化に応じて継続的に加筆・修正の検討を要する。

ACPのプロセスにおいて作成した事前指示書は、本人の意向を適切に尊重するための関係者間のコミュニケーション・ツールとして活用できる。そうすることで、担当する医療・ケアチームや療養場所が変わっても、本人の意思をつなぐことが可能となる。

■ 価値観について

ACPにおいて尊重すべきは本人の価値観である。しかし、対話のなかで本人の価値観が家族等や医療・ケア従事者の価値観と衝突し、意思決定が困難になることがある。対話を通し相互理解を深めることに努めたうえでも依然として価値観の衝突がみられる場合は、尊重すべきは本人の価値観である。家族等や医療・介護従事者の価値観も重要ではあるが、本人の価値観に優先するものではない。関係者は相互の立場と価値観の違いを認識し相互に敬意を払いつつ、本人の価値観を第一に尊重すべく話し合う。

■ 意思決定能力について

ACPは基本的に判断能力を有する人を対象とするため、本人の価値観や意向の文書化に際して、標準的な意思決定能力に関する評価を行うことが推奨される。一方、結果的には意思決定能力がないと判断された場合であっても、単に意思決定能力がないという見解のもと、本人ではなく家族や代弁者に同意を求めるのではなく、本人が少しでも理解できるよう手段を講じた上で医療・ケア従事者と本人が対話する場を設定するなど、本人の意思の把握に努める必要がある。

■ 本人の意思をよりよく尊重するために

本人が意思決定能力を有すると判断された場合でも、本人が言語化したことは「気持ちの何らかの表現」であり、本人の意向そのものではないことも多い。医療・ケア従事者は、本人が言語化した「意向」の背景に思いを致すことも大切である。

これは日本の歴史・文化によるところが大きいと思われる。高齢者の発言に限ったことではないが、日本人が何かを言語化する場合、周囲や関係者への配慮や遠慮がみられるのは通常のことである。特に明確な自己表現を控えることを伝統的に求められてきた日本社会においては、臨床上の意思決定の場において明確な意向を尋ねられても、躊躇する人が少なくないのはむしろ自然である。

また、意思決定能力はその有無で線引きすることが適切でない場合も少なくない。例えば認知機能低下のために意思決定能力が不十分と判断された場合でも、好悪を表現したり、部分的な意向を表現したりすることはある。医療・ケア従事者には本人のこうした表現も適切に捉えることが求められる。

さらに、一層の認知機能低下や意識障害などのために本人の意思の確認が困難な場合もしばしばみられる。こうした場合は以前の本人の言動や生き方、価値観を家族などからよく聴き取り、家族などとの十分な話し合いの下に、本人の意思を可能な限り推定し、尊重することが重要である。

■ 代弁者

本人の意思決定能力が低下した場合であっても本人の意向を尊重することが大切である。そのために代弁者を選定する。代弁者は本人の意向によって選定されることが望ましく、代弁者となる人は自分が代弁者であることを承認していることが必要である。すでに本人が意思を表明できなくなっている場合は、本人と信頼関係があり、本人の価値観を理解した上で本人の推定意思を伝えることができる人が関係者の合意の上で代弁者となることが、本人の意思をくむために重要である。一般的には、本人の家族、親族、友人や本人をよく知る人が代弁者となることが望ましい。任意後見人・成年後見人が代弁者の役割を兼ねることもあるが、後見人は医療行為の同意権を有さず、代弁者とて医療行為の同意権を有しているわけでない。いずれにしても、医療・ケアチームと協働し、本人の意思決定を支えることが求められる。

■ 地域包括ケアにおけるACP

住み慣れた地域で本人が尊厳を保ち、自分らしい暮らしを人生の最期まで続けることができるよう、地域包括ケアシステムの構築が推進されている。いかなる健康状態にあっても、療養の場や医療・ケアの選択において本人の意思が尊重され、その人に関わる多職種が本人の価値観、死生観、人生観を共有した上で本人の尊厳を守るチームとなり、ACPを実践することが求められる。医療・介護の資源、住民の文化は地域によって異なる。必要な支援システムやその在り方も個人によって異なる。こうしたことを踏まえ、地域の特性や固有の状況に応じたACPのシステムづくりが求められる。ACPの実践を担うACPファシリテーターなどの人材育成や教育、ACPの対話において表明された意向を書面に残す場合はそのツールも必要である。健康状態の変化などで治療や暮らしの場が移行しても、表明された本人の意向が次の場につながれ、状態に応じて更新された情報も共有できるように、急性期、亜急性期、慢性期の医療機関、さらには外来、在宅医療、介護施設を含め、地域の資源が本人の尊厳を守る包括的システムのなかで構築されることが求められる。

ACPは人生の様々な過程に寄り添うプロセスである。そのため、本人の長年にわたる健康状態を把握し、家族や住み慣れた地域の医療・介護の状況について精通する「かかりつけ医」は、ACPの中心的役割を担うことが期待される。

また、介護支援専門員や在宅医療・ケア提供者、医療機関および施設ケアの従事者等はそれぞれの支援過程で汲み取った情報を共有し、繰り返し本人の最善に向けてチームで話し合い、合意形成することが求められる。そのために、個人情報の取り扱いに関し、チームメンバー個々の倫理観の醸成も不可欠である。

■ 多職種協働の重要性

高齢者はフレイルとなった段階から人生の最終段階に至る過程において医療・ケアを受ける場所や療養内容が変化するため、すべてのライフコースを支えるためには多職種による協働が不可欠である。

■ 記録の重要性

ACPのプロセスにおいて話し合った内容を記録することは重要である。多職種間での情報共有のために、各職種は、適宜、本人や家族等との対話の内容を記録し、医療・ケアチームのカンファレンスなどで情報を共有する。さらに、これらの情報は医療・ケアの場が移行しても引き継がれる必要がある。

■ **医療・ケア従事者の行動規範**

医療・ケア従事者はそれぞれが属する専門職の職業倫理を行動指針として理解し、医療とケアを実践することが大切であり、医療・ケアチームとして本人の意思決定を支援する際には臨床倫理的に適切に対応することが求められる。すなわち、各専門職の職業倫理が拠る価値観も重要だが、基本的には本人の価値観を尊重し、本人の人生の物語りを核として医療・ケアの意思決定を医療・ケアチームで支援する。

また、医療・ケアチームとして協働する際には、各専門職に対する敬意をもち、それぞれの職業倫理的判断を理解しようと努めることが大切である。

さらに、本人・家族らと医療・ケアチームが話し合いを繰り返しても合意を形成することが困難な場合や判断に迷う際には、倫理コンサルタントに相談したり、倫理委員会に諮ったりすることも検討すべきである。身近に倫理的な問題の相談窓口がない場合でも、医療・ケアチーム以外の複数の専門家を含めた話し合いの場を別途設置し、方針等について協議したり助言を得たりすることに努めるべきである。

◆ACP事例集（日本老年医学会の下記サイトで随時更新中）
https://www.jpn-geriat-soc.or.jp/proposal/acp_example.html

【関連するガイドライン等】

・厚生労働省「人生の最終段階における医療・ケアの決定プロセスに関するガイドライン」（2018 年改訂版）
https://www.mhlw.go.jp/file/06-Seisakujouhou-10800000-Iseikyoku/0000197721.pdf

・日本老年医学会「立場表明2012」（2012 年改訂版）
https://www.jpn-geriat-soc.or.jp/proposal/pdf/jgs-tachiba2012.pdf

・日本老年医学会「高齢者ケアの意思決定プロセスに関するガイドライン―人工的水分・栄養補給の導入を中心として」（2012）
https://www.jpn-geriat-soc.or.jp/proposal/pdf/jgs_ahn_gl_2012.pdf

・WHO（世界保健機関）「緩和ケアの定義（2002）」定訳
https://www.jspm.ne.jp/proposal/proposal.html
（日本緩和医療学会ホームページ内）

・厚生労働省「認知症の人の日常生活・社会生活における意思決定支援ガイドライン」（2018）
https://www.mhlw.go.jp/file/06-Seisakujouhou-12300000-Roukenkyoku/0000212396.pdf

・厚生労働省「障害福祉サービス等の提供に係る意思決定支援ガイドライン」（2017）
https://www.mhlw.go.jp/file/06-Seisakujouhou-12200000-Shakaiengokyokushougaihokenfukushibu/0000159854.pdf

・日本医師会「終末期医療　アドバンス・ケア・プランニング（ACP）から考える」
https://www.med.or.jp/doctor/rinri/i_rinri/006612.html

用語解説

「人生会議」

厚生労働省はACPの普及・啓発の一環として、日本社会においてより馴染みやすい用語を愛称として公募し、2018年11月に「人生会議」を選定した。また、11月30日（いい看取り・看取られ）を「人生会議の日」とし、人生の最終段階における医療・ケアについて話し合う日とした。

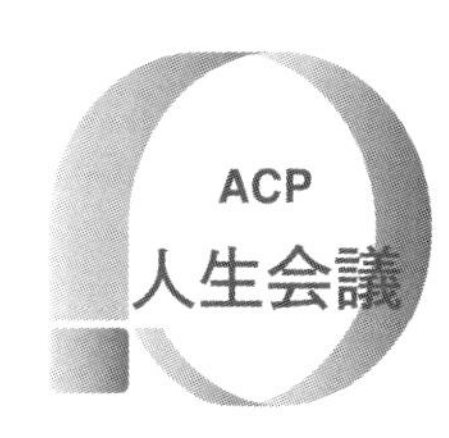

厚生労働省
「人生会議」の
ロゴマーク

「本人」

医療・ケアを受ける当事者を「本人」と呼ぶ。医療現場における「患者」と介護現場における「利用者」、「本人」など、医療と介護の現場では当人を表現する用語が異なるため、本提言においては現場を問わず、医療・ケアを受ける当人を「本人」と呼ぶこととする。

「尊厳」

誰かの尊厳とは、誰かが自分自身の重要性について持つ所感であり、自らに価値があると感じることである。誰かの尊厳を維持するとは、本人が自らに価値があると感じることができるようにすることであり、本人の主観的自己評価（自尊感情）が高くなるように支え、本人が自分のあり方を肯定できるように支援することである。本提言において「尊厳」という言葉を使用することによって、「人生の最終段階における医療・ケアは、本人が自分に価値があると感じられるように提供するものであり、医療・ケアの面において、本人が自尊感情や自己肯定感を最期まで維持して人生をまっとうできるように支援するのがACPの目標である。本人が望まない医療・ケアによって、本人の自尊感情や自己肯定感を損なってはならない」、ということを表現している。

「事前指示」

事前指示（advance directives）とは、将来、自分が意思決定できなくなった場合に備えて、自分に対して行われる医療・ケアについて、あらかじめ意向を示しておくことである。自分が望む医療・ケアや望まない医療・ケアについての意思を医療・ケア従事者に対して文書で示したリビング・ウィルと、自分の意思を代弁してくれる人を代理人として指名する文書の双方ないし片方から成る。リビング・ウィルと代理人の指名は本人が主体となる事前指示であり、本人がある一時点の意思について本人単独で考えて記すこともある。POLST（physician orders for life-sustaining treatment：生命維持治療に関する医師の指示書）は医師主導の事前指示の一種である。日本では代理人の指名を含め事前指示に関する法制度はなく、任意の活動として行われている。

「ケア・プランニング」（care planning）

現在および近い将来の医療・ケアに関する方針を検討し意思決定するプロセスのことである。

「意思決定」

意思決定とは、「目標の達成にむけて、複数の選択肢について検討、分析し、一つを選択すること」
である。

「共同意思決定」

共同意思決定とは、本人・家族等と医療・ケア従事者等が、医療・ケアにおける意思決定の分岐点において、関係者皆でよく話し合い一緒に考えるコミュニケーションのプロセスを通して、皆が納得できる合意形成・意思決定をすることである。

これは、近年、医師は病状や選択肢について説明をするが、決めるのは本人であるという意思決定の分業論が支配的であったことを克服する考え方として登場した。共同意思決定は、臨床的には本人の人生にとっての最善を目指し、利用可能なすべての治療・ケアの選択肢それぞれのメリットとデメリットを比較検討して相対的に最善のものを選ぶという価値評価の考え方と結びついている。英語圏ではshared decision-making（SDM）と言い、やはり本人の自己決定の偏重による諸問題を是正すべく提唱されてきた。SDM は「共同意思決定」、「共同決定」、「共有意思決定」、「協働的意思決定」などと訳されているが、まだ、定訳はない。
ACPのプロセスでは、益や害・リスクなどが不確実な複数の選択肢に関して意思決定を要する場合も多く、共同意思決定の概念を理解することは適切な意思決定のために特に重要である。

「任意後見人・成年後見人」

成年後見制度のもと、後見人は本人に代わって財産管理したり介護施設などとの契約を結んだりするが、医療行為の同意権はないとされている。任意後見人は本人が判断能力を有するうちに将来に備えて自ら選び、成年後見人は本人の判断能力がすでに不十分な場合に、家族らの申し立てによって家庭裁判所が選任する。

Profile

西川満則

社会福祉法人愛光園老人保健施設相生施設長
1989年岐阜薬科大卒、1995年島根医科大卒。愛知国際病院ホスピス、名古屋大学呼吸器内科、国立長寿医療研究センターを経て、2023年4月より現職。

大城京子

株式会社Old - Rookie 快護相談所和び咲び副所長・介護支援専門員
2000年愛知総合看護福祉専門学校卒。介護老人保健施設、米国滞在などを経て、2019年より現職。

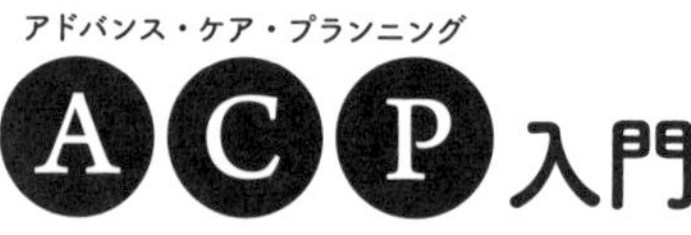

人生会議の始め方ガイド

2020年4月27日　初版第1刷発行
2024年　4月2日　初版第4刷発行

著　者	西川満則、大城京子
編　集	日経メディカル
発行者	田島健
発　行	日経BP
発　売	日経BPマーケティング 〒105-8308 東京都港区虎ノ門4-3-12
イラスト	平井きわ
デザイン	LaNTA
印刷・製本	中央精版印刷

ISBN978-4-296-10600-4